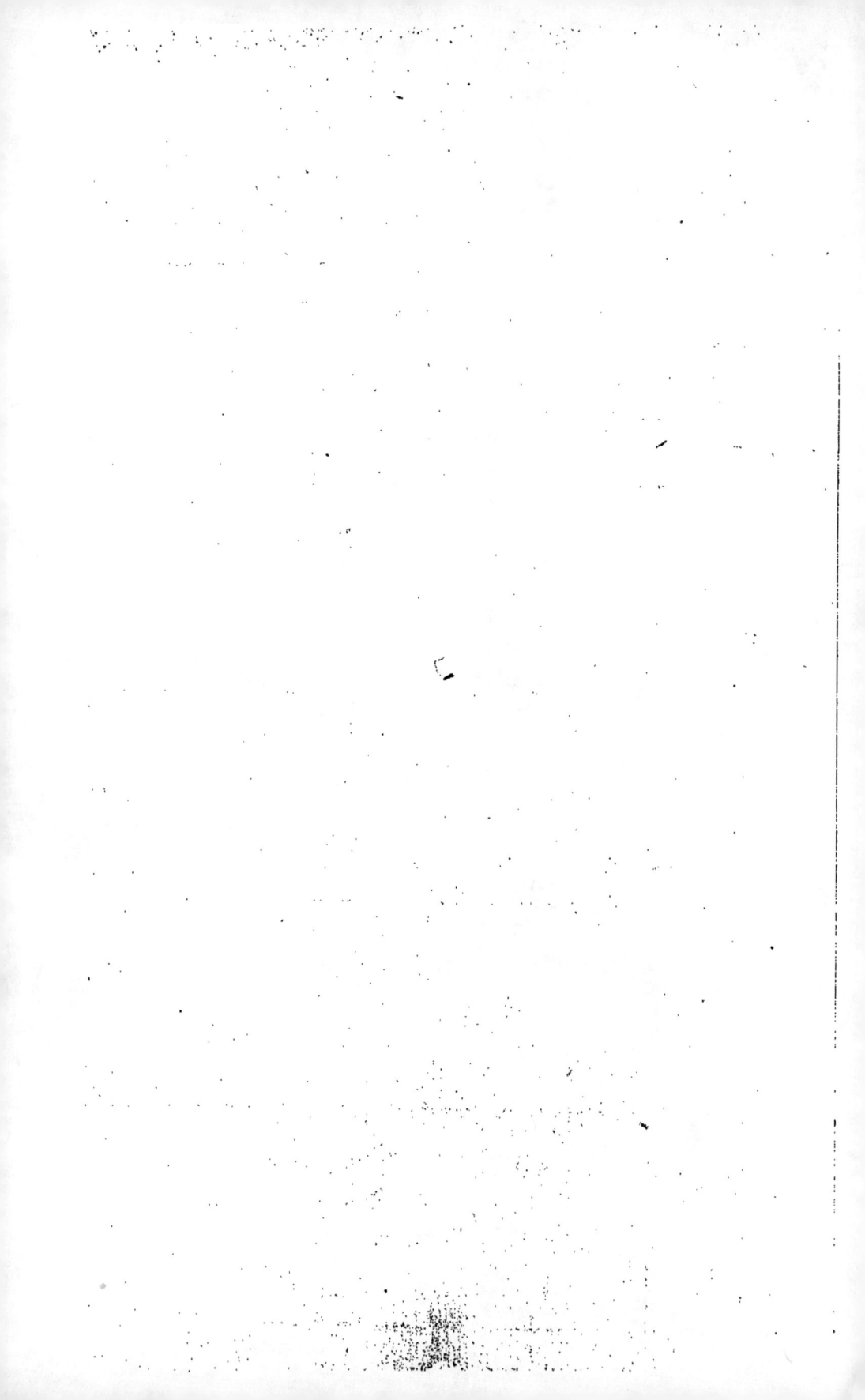

DE L'ACTION THÉRAPEUTIQUE SPÉCIALE

DES

EAUX DE BAGNOLES

(DE L'ORNE)

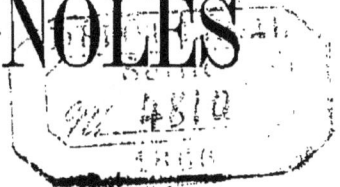

DANS CERTAINES FORMES DE DYSPEPSIES

PAR

LE D L. BIGNON

Médecin inspecteur

MÉMOIRE

COURONNÉ PAR L'ACADÉMIE IMPÉRIALE DE MÉDECINE

MÉDAILLE DE BRONZE

(Séance publique annuelle du 12 décembre 1865.)

PARIS

GERMER BAILLIÈRE, LIBRAIRE-ÉDITEUR

RUE DE L'ÉCOLE-DE-MÉDECINE, 17

1866

PRÉFACE

———

Devenu plus général depuis quelques années, l'usage des eaux minérales et des bains de mer tend visiblement à se répandre dans toutes les classes de la société. Et si l'on envisage un instant la place considérable que les eaux minérales ont ainsi prise dans les habitudes sociales ainsi que dans la pratique médicale, on demeure convaincu qu'elles comportent aujourd'hui toute l'importance qui s'attache aux plus hautes questions d'intérêt public. On fait partout en effet l'éloge des eaux minérales, ces dons précieux de la nature qui semblent rapporter des entrailles du sol où ils sont engendrés une partie des forces mystérieuses qui agitent les profondeurs de la terre. Médecins et malades, tout le monde, dans un jugement unanime qui vaut à lui seul les meilleures preuves, proclame hautement leur merveilleuse efficacité, ici comme modificateurs hygiéniques des

plus heureux, ailleurs comme agents thérapeutiques d'une puissance incontestable.

Aussi, comme au temps de Pline, il y a dix-
huit siècles, voyons-nous le public, cédant à
un mouvement analogue à celui qui entraînait
alors la société romaine, affluer de toutes
parts dans nos établissements thermaux. Et
pour recevoir, plus nombreuse chaque année, la
foule compacte de leurs hôtes, partout les sta-
tions d'eaux minérales et de bains de mer s'em-
bellissent et s'agrandissent à l'envi, quelquefois même se transforment en de véritables villes
d'eaux, *urbesque condunt*, suivant l'expression
du célèbre naturaliste ancien (1) qui retrouve
de nos jours sa juste et parfaite application.

Les eaux de Bagnoles de l'Orne, si avanta-
geusement placées sous le rapport de leur situation géographique, si favorablement dotées au
double point de vue des agréments pittoresques (2) et des avantages hygiéniques que

(1) C. Plinii *Hist. nat.*

(2) Le docteur Teste, qui a publié sur Bagnoles en 1846
une courte brochure dans laquelle il fait une large place à
la description pittoresque de cette station et de ses environs,
ajoute après quelques brillantes pages d'un éloge enthou-
siaste : « Un peintre de paysage y trouverait le sujet de cent
tableaux et nos touristes vont si loin chercher des impres-
ions! »

présente la contrée qui les possède, devaient
tout naturellement profiter dans une large me-
sure de cet entraînement universel vers les eaux
minérales. A cette faveur signalée du monde
thermal pour nos eaux, ont répondu, l'année
dernière, d'importantes améliorations et aug-
mentations générales. Un remaniement complet (1) de tout ce qui compose actuellement
l'installation balnéaire va, dans un avenir très-
prochain, faire reprendre à l'établissement de
Bagnoles la place élevée qu'il occupait, sous
ce rapport, dans les premières années de ce

(1) Une nouvelle et magnifique piscine, mesurant $25^m,25$
de longueur sur $5^m,25$ de largeur et $1^m,65$ de profondeur
maximum sur un fond en plan incliné, sera terminée dans
le courant du mois de juillet prochain. Comparable
à la superbe piscine de Plombières dont elle dépassera
même un peu les dimensions, elle sera certainement par
ses vastes proportions, comme par son excellente disposi-
sition, l'une des plus belles parmi les piscines les plus
vantées des grands établissements balnéaires de l'Europe.
Elle sera précédée de six cabinets de bain dont les baignoires
établies en sous-sol recevront directement et par simple écou-
lement l'eau de la source thermale. Tout le monde appré-
ciera l'importance thérapeutique de cette dernière installation; car il est aujourd'hui parfaitement reconnu que c'est
au moment même où elles jaillissent du sol, que les eaux
minérales, ces médicaments vivants, comme on l'a dit,
possèdent à leur plus haute puissance leurs propriétés curatives.

siècle (1) et qu'un *statu quo* trop prolongé lui avait fait perdre.

Mais en dehors et au-dessus de l'opportunité des circonstances, quelles que soient d'ailleurs les tendances sagement progressives ou maladroitement économiques qui président à la direction particulière des eaux minérales, ces dernières demeurent toujours, suivant la parole d'Alibert, « une richesse dont on doit compte à l'humanité ». Placé à la tête du service médical de l'établissement de Bagnoles, nous avons donc le strict et important devoir de faire connaître les ressources thérapeutiques que ses eaux peuvent offrir à la médecine avec une scrupuleuse exactitude, sans illusion comme sans complaisance. « Si le médecin, pour nous servir ici du noble langage de M. le docteur Kuhn (2), ne doit pas nécessairement la guérison à ses clients, il leur doit toujours ses bons

---

(1) Considéré sous le rapport de la construction et de la destination, disait M. Boin, inspecteur des eaux minérales de France, dans son rapport officiel pour l'année 1823, l'établissement thermal de Bagnoles est bien exécuté..... La captation et la conduite des eaux, la forme et la distribution des locaux à bains, des baignoires, des douches et des logements, peuvent être proposés comme modèles en ce genre de construction.

(2) *Revue d'hydrologie médicale de Strasbourg*, 15 juin 1858.

conseils et surtout la vérité : la vérité c'est l'honneur de l'art. »

Une eau minérale, on ne saurait trop le répéter, n'est point une panacée ; et si le choix peut en être assez souvent indifférent pour cette nombreuse catégorie d'individus qu'il est simplement utile de soustraire pendant quelques semaines de l'été, les uns au séjour des grandes cités, les autres à l'influence énervante d'une vie fastueuse et trop remplie de plaisirs, ceux-ci à des travaux trop sédentaires, etc., etc., ce choix est au contraire pour les malades d'une importance capitale.

Déjà dans un précédent mémoire (1) publié l'année dernière, nous avons montré, par une appréciation plus exacte, croyons-nous, de leurs véritables caractères physiques et chimiques, que les eaux de Bagnoles paraissent bien plutôt devoir appartenir à la classe des eaux sulfurées sodiques qu'à celles des chlorurées sodiques, des sulfatées calciques, des carboniques faibles ou des salines parmi lesquelles on les a diversement rangées jusqu'à ce jour ; puis tracé à grands traits, d'une manière tout à la fois

---

(1) De *la valeur thérapeutique des eaux de Bagnoles, de l'Orne, précédée de l'examen de leurs propriétés physiques et chimiques*. Paris, 1865.

très-générale et très-sommaire, le cercle de leurs applications thérapeutiques.

Le travail, que nous livrons aujourd'hui à la publicité présente une étude complète, sévèrement contrôlée et discutée, de l'action médicatrice vraiment remarquable de ces eaux dans la plupart des maladies fonctionnelles de l'appareil digestif. Essentiellement médical par le fond comme par la forme, un écrit de ce genre, s'il s'adresse plus particulièrement aux médecins, peut intéresser également un certain nombre de malades. Outre des renseignements généraux très-utiles sur les variétés les plus communes de la dyspepsie qui guérissent le mieux à Bagnoles, ces derniers trouveront à notre troisième chapitre, sur tout ce qui concerne la médication hydro-thermale de ces sortes d'affections par nos eaux, une exposition précise et raisonnée qui constitue de cette importante partie de notre mémoire un véritable guide pratique du *dyspeptique* aux eaux de Bagnoles.

La Ferté-Macé le 20 mai 1866.

INTRODUCTION

Cette monographie va prendre place dans cette nombreuse catégorie de travaux sur l'hydrologie médicale si péremptoirement condamnés par le savant auteur de l'électricité considérée comme cause principale de l'action des eaux minérales. Nous nous sentons pourtant peu ému par cet anathème lancé, au nom d'une théorie nouvelle, contre toutes les études de pratique thermale dirigées en vue de la recherche des propriétés thérapeutiques, ici générales, communes ou accessoires, là plus accentuées et spéciales afférentes aux diverses sources minérales; études parmi lesquelles nous voyons figurer les œuvres remarquables des plus éminents représentants de la médecine hydrologique et que M. Scoutetten, d'accord en cela avec M. Kuhn, sauf le point de départ bien différent, relègue néanmoins sans façon au rang des conceptions empiriques, absolument dénuées de

1.

tout esprit scientifique. Aussi notre mémoire, pour n'avoir pas l'approbation de l'ardent promoteur de la théorie électrique des eaux minérales, ne sera-t-il pas cependant en bien mauvaise compagnie : et nous ne souhaitons qu'une chose, c'est qu'il puisse tenir une place honorable parmi ses pareils et ne leur soit pas trop inférieur.

Nous ne savons ce que l'avenir réserve à la théorie de l'électricité considérée comme cause principale de l'action des eaux minérales, non plus qu'à celle qui en dérive des grands et des petits courants électriques au sein de l'organisme vivant. Mais ce que nous connaissons bien par les enseignements de l'histoire, c'est la fragilité ordinaire des systèmes de table rase et des révolutions médicales ; c'est le danger de vouloir ramener à une seule et unique théorie tout un vaste ensemble de faits souvent très-complexes et très-dissemblables. Quel que soit d'ailleurs le point de vue doctrinal où l'on veuille se placer, en acceptant même comme parfaitement acquise à la science toute la partie expérimentale du livre, d'ailleurs fort remarquable, de M. Scoutetten, il est absolument impossible de méconnaître, en présence de

l'observation clinique, qu'une source minérale
agit thérapeutiquement d'une manière plus
constante et plus précise dans certains états
pathologiques, dans d'autres au contraire d'une
manière plus irrégulière et plus incertaine ; et
qu'il est par conséquent toujours possible de
déterminer d'une façon non moins rigoureuse
que rationnelle, quelque circonscrite qu'en
puisse être l'étendue, la valeur thérapeutique
propre qui revient à cette source, c'est-à-dire
de distinguer ses propriétés curatives spéciales
nous ne disons pas spécifiques, de ses autres
qualités thérapeutiques plus communes et plus
générales.

Nous n'avons pas la prétention d'avoir, par
ce qui précède, établi une réfutation en règle
des opinions émises par M. Scoutetten : ce ne
serait pas trop d'un volumineux mémoire pour
remplir convenablement une pareille tâche.
Nous n'avons voulu pour le moment qu'ex-
primer une première et simple protestation en
faveur de la doctrine de la spécialisation thérapeutique des eaux minérales que nous défen-
dons après l'avoir adoptée et pour laquelle
l'auteur que nous combattons professe un si
grand et si injuste dédain. Nous persistons à

penser que cette doctrine demeure encore le
guide le plus certain, la méthode la plus féconde
pour l'étude de l'hydrologie médicale : nous
avons la conviction que c'est en suivant les
principes qu'elle consacre que l'on pourra le
plus sûrement réaliser dans la médecine thermale, cette branche si importante de nos con-
naissances médicales, les progrès les plus
sérieux et les plus profitables ; et que l'on par-
viendra à acquérir, basées sur une expérience
bien plus exactement approfondie des applications propres à chacune des sources minérales, un ensemble de notions précises à l'aide
desquelles il sera possible alors de constituer
une thérapeutique générale des eaux minérales,
vraiment digne de la science et d'une incontestable utilité pour la pratique.

DE L'ACTION THÉRAPEUTIQUE SPÉCIALE

DES

EAUX DE BAGNOLES

(DE L'ORNE)

DANS CERTAINES FORMES DE DYSPEPSIES.

CHAPITRE PREMIER.

CONSIDÉRATIONS PRÉLIMINAIRES : ÉTAT ACTUEL DE LA THÉRAPEUTIQUE DE LA DYSPEPSIE PAR LES AGENTS PHARMACEUTIQUES.

I

Considérations préliminaires.

A quelque époque de la vie qu'on le considère, le corps de l'homme est le siége de mouvements moléculaires incessants. Les sécrétions réjettent continuellement au dehors une certaine quantité de matière pondérable que tout aussitôt l'organisme redemande à l'alimentation. Tous les animaux, depuis l'homme jusqu'au polype, sont sujets à cette nécessité de l'alimentation ;

tous possèdent pour l'élaboration des aliments une
cavité spéciale diversement configurée : l'existence d'un appareil digestif peut être considéré
comme un caractère essentiel de l'animalité.

La digestion des aliments tient sous sa dépendance les actes fonctionnels les plus intimes
de l'économie : l'absorption et l'assimilation.
Aussi l'importance capitale de son rôle dans les
phénomènes de la vie a-t-elle de tout temps
fixé sur son étude l'attention du médecin pa-
thologiste et thérapeutiste non moins que celle
du médecin physiologiste. Mais c'est surtout
dans ces derniers temps qu'un grand nombre de
recherches nouvelles et d'expériences sont ve-
nues jeter sur le mécanisme intime de la digestion un jour tout nouveau.

Fonction complexe, se composant d'une série
d'actes tenant à la fois des phénomènes vitaux
et des phénomènes de l'ordre physique et chimique, la digestion se prêtait mieux que toute
autre aux investigations de la physiologie expérimentale et de la chimie physiologique. Aussi
d'immenses progrès ont-ils été rapidement
réalisés dans cette partie de la physiologie

aujourd'hui, sans contredit, la mieux connue et
la plus avancée.

La connaissance exacte des actions chimiques
qui se produisent dans l'accomplissement des
diverses phases de la digestion a presque exclusivement fourni des applications directes à la
thérapeutique pharmaceutique de la dyspepsie,
C'est donc seulement sous ce rapport que nous
allons passer en revue la physiologie de l'appareil digestif, en donnant un rapide exposé de
la théorie chimique des phénomènes de la digestion.

On a compris de tout temps que pour être
absorbées et assimilées les parties nutritives
des aliments devaient subir au sein des organes
digestifs, quelle que fût d'ailleurs la nature du
régime, des transformations particulières dont
on ne connaissait ni l'ordre de succession, ni
les lois, mais devant avoir nécessairement pour
résultat de les réduire en une sorte d'état isomérique spécial propre à l'absorption et à l'assimilation. De là cette sentence hippocratique
tant de fois répétée : « Il n'y a qu'un aliment,
mais il existe plusieurs espèces d'aliments » .

La succession, aujourd'hui bien connue, des diverses transformations de la masse alimentaire à travers le tube gastro-intestinal, est venue dans ces derniers temps imprimer à l'étude de la digestion une direction toute différente. L'estomac a cessé d'être considéré comme le siége spécial, presque unique de cette fonction dont l'étude, chez l'homme, présente un exemple fort remarquable et très-tranché du partage d'un même acte physiologique entre les trois principales divisions de l'appareil organique au sein duquel il s'accomplit. Cette considération nous conduit tout naturellement à établir dans l'exposition succincte qui va suivre trois divisions correspondant aux trois phases de la digestion.

1º Phase buccale.

La salive est l'agent de la digestion buccale. Aussitôt que ce liquide a pénétré les aliments broyés, pétris par l'acte mécanique de la mastication, un commencement d'action chimique s'établit dans les parties féculentes, amylacées ou gommeuses qui entrent dans leur compo-

sition. Au temps de Richerand, dans les premières années de ce siècle, la salive était
considérée comme un liquide albumineux, extrêmement avide d'oxygène, contenant en dis-
solution des phosphates de soude, de chaux et
d'ammoniaque avec une petite quantité de
muriate de soude. « Nul doute, dit cet auteur (1), qu'agitée, avec les aliments par les
mouvements des mâchoires, la salive n'absorbe
de l'oxygène et ne mêle aux aliments une
certaine quantité de ce gaz propre à favoriser
les changements qu'ils doivent ultérieurement
subir. »

Tel était alors le rôle purement hypothétique
et d'ailleurs tout à fait passif et secondaire
attribué à la salive dans l'accomplissement des
fonctions digestives, jusqu'au moment où les
recherches de Berzelius vinrent révéler les
propriétés éminemment actives de ce produit
de sécrétion des glandes annexes de la cavité
buccale. Outre divers sels à base de soude,
Berzelius constate dans le liquide salivaire une

(1) Richerand, *Nouveaux éléments de physiologie*, 1801,
page 17.

forte proportion de lactates alcalins (1) : y dé-
couvre une matière organique azotée, se com-
portant comme la diastase végétale, à laquelle
il donne le nom de ptyaline, ou diastase salivaire, sous l'influence de laquelle les matières
amylacées, féculentes ou gommeuses, sont con-
verties en dextrine et en glycose.

La salive a été l'objet d'une foule d'expériences et de recherches de la part des physiologistes modernes qui toutes ont démontré le
pouvoir saccharifiant de son ferment sur l'a-
midon et ses dérivés. Les altérations de
quantité et de qualité de ce liquide si important
n'ont pas moins préoccupé les expérimentateurs.
Tous (2) ont reconnu que pour une bonne
digestion il faut une bonne, c'est-à-dire abondante salivation; et cette salivation n'a pas été
évaluée en moyenne pour un adulte à moins de
1500 grammes par 24 heures par le plus grand

_____

(1) Berzelius a trouvé dans la salive 0,9 de lactates alcalins contre 1,9 de sels divers, et 7,1 de parties solides sur
992,9 d'eau.

(2) Lehmann, *Chimie physiologigue*, 1855. — Berne et
Delore, *Influence des découvertes physiologiques et chimiques*,
1857.

nombre. Béclard (1), dont les calculs sont plus modérés, pense que la quantité de salive s'é-crétée par l'homme en vingt-quatre heures s'élève au moins à un kilogramme.

La salive est alcaline à l'état normal, mais elle n'en conserve pas moins son pouvoir sac-charifiant dans un milieu légèrement acide (2) : aussi continue-t-elle à transformer l'amidon lorsque le bol alimentaire est parvenu dans l'estomac, ainsi que l'ont démontré les expé-riences de M. Longet et de M. Mialhe (3), con-trairement aux assertions de MM. Boutron et Fremy qui pensaient que l'acide libre du suc gastrique devait anéantir la digestion salivaire.

2° Phase gastrique.

A l'estomac revient la digestion des matières albuminoïdes ou azotées. Le suc gastrique, produit de sécrétion directe de cet organe lui-même, est l'agent de la digestion stomacale. Mais comme nous venons de le voir, la digestion

(1) Béclard, *Physiologie*, 1856, page 95.
(2) Mialhe et Pressat, *De la pepsine*, 1860, page 21.
(3) Mialhe, *Chimie appliquée*.

salivaire des substances amylacées se continue
dans l'estomac qui devient ainsi simultanément
le théâtre de deux transformations distinctes de
la masse alimentaire.

La quantité de suc gastrique indispensable
pour la digestion est énorme : elle n'est pas
évaluée à moins de 6 à 7 kilogrammes en
moyenne chez un adulte par 24 heures. Chez
une femme en expérience, Lehmann (1) a trouvé
qu'elle avait atteint le quart du poids total du
corps.

Le suc gastrique est composé d'un ferment,
la pepsine, et de deux acides libres ; l'acide
lactique qui y entre pour 0,45, et l'acide chlorhydrique dans la proportion de 0,33 (2). La
pepsine, isolée par Wasman, possède la propriété de dissoudre les aliments azotés et de les
convertir en une substance isomérique propre à
être absorbée, appelée peptone par M. Lehmann,
albuminose par M. Mialhe. L'expérience a démontré que la pepsine seule est inerte; il lui
faut le secours d'un acide libre qui est l'acide

(1) Lehmann, *Chimie physiologique*, 1855, page 189.
(2) Lehmann, *ibid.*, p. 188.

lactique (1). L'acide chlorhydrique libre paraît
moins important; il manque assez souvent dans
le suc gastrique recueilli peu de temps après
l'ingestion des aliments. Il y a deux agents dans
le suc gastrique, dit M. Dumas (?), l'acide
libre et le ferment : l'acide désagrége les
viandes, la pepsine les dissout (3).

L'estomac est essentiellement un organe de
digestion et de transformation des aliments;
l'absorption s'y réduit à celle des boissons
quelles qu'elles soient et à la faible proportion
des matières albuminoïdes qu'a pu y dissoudre
complétement le suc gastrique.

3° Phase intestinale.

Jusque-là les matières grasses, introduites
dans l'alimentation, n'ont encore subi aucune
transformation : elles sont inattaquables par la
salive et le suc gastrique. C'est dans le duo-
dénum que ces matières vont trouver leur agent
digestif, le liquide pancréatique. Eberle le

(1) Lehmann, ouvrage déjà cité, page 44.
(2) Dumas, *Traité de chimie*, tome VI.
(3) Berne et Delore, ouvrage cité, page 56.

premier découvrit, en 1834, la propriété que possède ce produit de sécrétion d'émulsionner les corps gras et de les rendre propres à l'absorption, propriété confirmée et si bien établie depuis par les belles expériences de M. Claude Bernard. Le suc pancréatique transforme en outre en glycose les aliments amylacés qui ont pu échapper à l'action de la salive.

Purkinje et Pappenheim, en 1836, affirmèrent qu'ils avaient retiré du suc pancréatique un liquide doué de la propriété de dissoudre les substances albuminoïdes elles-mêmes. Plus tard, M. L. Corvisart (1) établit par de nombreuses expériences que le suc pancréatique exerce sur les aliments azotés une influence digestive aussi puissante que le suc gastrique. Ainsi donc d'après ces faits, rejetés il est vrai par un certain nombre de physiologistes, le pancréas serait un organe supplémentaire de la plus haute importance : Sa fonction propre serait d'émulsionner les corps gras; mais par son action sur les substances amylacées et

(1) L. Corvisart, *Sur une fonction peu connue du pancréas, la digestion des aliments azotés.* Paris, 1857-58.

azotées, il pourrait suppléer à l'insuffisance des glandes salivaires et de l'estomac.

Quoi qu'il en soit de cette théorie, il est admis du moins par la plupart des physiologistes que les digestions salivaire et gastrique ne sont point complétement terminées dans l'estomac et que les aliments achèvent leurs métamorphoses dans l'intestin, soit par le fait de la continuation d'action de la salive et du suc gastrique, soit sous l'influence directe des sucs intestinaux fortement chargés de lactates alcalins (1).

Nous ne nous étendrons pas plus longuement sur tous ces travaux, si féconds en enseignements, de la physiologie expérimentale. Ces savantes études, en jetant une si vive lumière sur la physiologie morbide des fonctions digestives, traçaient à la thérapeutique des phénomènes dyspeptiques une voie toute nouvelle devant laquelle cette dernière n'est point restée inactive.

(1) Béclard, *Physiologie*, page 137. — Lehmann, *Chimie physiologique*, page 204.

II

**État actuel de la thérapeutique de la dyspepsie
par les agents pharmaceutiques.**

A l'indication vague des toniques, des amers,
des astringents, des antispasmodiques et même
du sous-nitrate de bismuth, ce modificateur
équivoque sur lequel on s'est fait tant d'illusions
et dont on a tant abusé, médicaments que l'on
administrait bien plutôt en considération de
l'apparence symptomatique générale du malade
qu'en vue des troubles digestifs propres dont
il était atteint, se sont substituées des médica-
tions basées sur les procédés de la nature et
que l'on pourrait à cause de cela considérer
comme constituant une sorte de thérapeutique
physiologique.

Appliquer au traitement de la dyspepsie des
agents physiologiques, c'est-à-dire des moyens
curatifs pouvant opérer ou activer le travail de
la digestion, apporter à l'accomplissement
physico-chimique de ce travail une action spéciale, appropriée aux transformations parti-

culières que doivent subir les divers aliments
pour une bonne chylification, telle a été l'idée
fondamentale qui a dirigé le clinicien dans
cette nouvelle méthode thérapeutique.

L'application des carbonates alcalins, vul-
garisée par M. d'Arcet dans le traitement des
lésions fonctionnelles de l'appareil digestif, a
été le premier et bien faible progrès il faut le
dire, réalisé dans cette voie. Dans ces derniers
temps, l'emploi de la diastase végétale, puis de
la pepsine unie à un acide et surtout à l'acide
lactique, suivant les données de M. L. Corvisart,
composant ce que certains auteurs ont nommé
la médication diastasique ; et tout récemment
l'introduction dans la matière médicale de la
dyspepsie des lactates alcalins à base de soude
et de magnésie, préconisés par M. Pétrequin,
ont définitivement constitué la nouvelle méthode
thérapeutique de cette affection.

On ne saurait nier qu'une conquête importante, d'une incontestable utilité pour la pratique, a été le résultat de ces diverses acquisi-
tions pharmaceutiques et qu'on ne doive de
nombreux succès à ces nouvelles méthodes

2

thérapeutiques. Mais on ne saurait méconnaître non plus que la digestion s'effectue au sein d'organes vivants et sensibles ; qu'à côté, ou plutôt au-dessus des actes physico-chimiques, il y a l'action dynamique et vitale et qu'il ne peut suffire de stimuler les premiers, ou d'y suppléer, si la seconde fait trop complétement défaut. Ces cas sont de beaucoup les plus nombreux, ainsi que nous l'établirons dans le chapitre suivant ; mais alors les eaux minérales présentent une ressource thérapeutique supérieure, aujourd'hui bien connue et bien appréciée.

Déterminer à ce point de vue la part qui revient aux eaux de Bagnoles de l'Orne, tel est le but de ce travail. Il est indispensable toutefois, avant d'entrer pleinement dans cette étude, d'esquisser à grands traits la physionomie symptomatique de la dyspepsie considérée en général, et surtout de faire connaître comment nous comprenons la pathogénie de cette affection.

CHAPITRE II,

L'intermittence, on le comprend de suite, forme nécessairement le caractère essentiel des phénomènes dyspeptiques proprement dits ; cette intermittence varie d'ailleurs avec la distribution des repas particulière à chaque malade. Dans les cas même où les troubles digestifs se montrent le plus persistants et en quelque sorte continus, ils sont encore sujets à quelques rémissions d'une plus ou moins longue durée en rapport avec le temps de l'inactivité fonctionnelle des organes de la digestion.

L'atonie locale, le plus souvent tout à la fois locale et générale, en est le principal élément morbide. La faculté digestive est diminuée ou altérée ; l'acte digestif qui en est le résultat languit en proportion. Les digestions deviennent donc lentes, pénibles, mauvaises, incom-

plètes : les selles en témoignent par leur féti-
dité et leur peu de cohésion ; elles contiennent
tantôt des aliments qui ne sont qu'en partie
chymifiés, tantôt des aliments absolument
intacts et indigérés parfaitement reconnaissables
Sous l'influence de ces graves perturbations des
fonctions digestives, la nutrition et l'hématose
deviennent insuffisantes, le sang s'appauvrit,
les forces diminuent, tout l'organisme languit
et s'étiole. A ce degré d'intensité, les troubles
dyspeptiques conduisent assez souvent à l'hy-
pochondrie, parfois, même à la mélancolie
lypémaniaque.

Les symptômes directs, immédiats de la
dyspepsie, sont de deux ordres : les uns sont
locaux, ils affectent les organes même qui composent l'appareil de la digestion ; les autres sont
éloignés ou sympathiques, ils affectent diverses
fonctions de l'économie. Ces deux ordres de
symptômes servent également, suivant leur
prédominance, à caractériser certaines formes de
la maladie désignées d'une manière variable
sous différentes dénominations.

C'est ainsi que l'inappétence plus ou moins

complète; que la constipation et les selles for-
mées de boules dures, sèches, recouvertes de
mucosités intestinales; que la sensation de
plénitude et d'embarras à l'épigastre, sans
véritables douleurs, jointes aux autres signes
que nous avons énoncés plus haut, caractérisent la forme atonique, sans contredit la plus
commune et la mieux connue :

Que les éructations et le météorisme abdomi-
nal caractérisent la forme flatulente.

Que les douleurs épigastriques et abdominales plus ou moins violentes caractérisent la
forme douloureuse gastralgique et entéralgique,
ou si l'on veut, suivant M. Nonat (1), avec irritation.

Que l'acidité ordinaire de la salive jointe aux
aigreurs caractérise la dyspepsie acide qui se
confond assez souvent avec la forme flatulente.

Qu'une salive abondante, chargée de mucus,
à réaction toujours vivement alcaline, jointe à
l'état saburral de la langue et à un goût amer
et nauséeux, caractérise la dyspepsie alcaline.

(1) Nonat, *Traité des dyspepsies*. Paris, 1862.

2.

Dans l'ordre des troubles sympathiques, les palpitations, les défaillances, les lipothymies, caractérisent la forme atonique nerveuse syncopale.

La céphalalgie, les bourdonnements d'oreille, les éblouissements de la vue, la forme nerveuse atonique vertigineuse ; la somnolence, les bâillements, les pandiculations qui s'accompagnent presque toujours d'une propension irrésistible à une immobilité absolue, à un repos complet après les repas, une variété remarquable de la forme nerveuse atonique.

Au point de vue de la pathogénie, envisagées de la manière la plus générale, les dyspepsies peuvent être divisées en deux grandes classes. Dans la première se rangent les dypepsies essentielles ou primitives, c'est-à-dire les altérations des fonctions digestives indépendantes de toute lésion matérielle des organes de la digestion, comme de toute autre modification morbide générale ou locale de l'organisme. A la seconde classe appartiennent toutes les dyspepsies symptomatiques ou secondaires, c'est-à-dire les altérations des fonctions digestives

qui ne sont que le retentissement sur les actes
de la digestion d'une affection plus ou moins
éloignée, soit locale, soit générale; ou de certains
états constitutionnels diathésiques, tels que les
vices herpétique et dartreux, les diathèses scrofuleuse, rhumatismale et goutteuse.

Si l'on considère d'une manière superficielle
le grand nombre d'exemples de maladies fonctionnelles de l'appareil digestif où l'on ne constate à la première vue, qu'un trouble plus ou
moins prononcé de l'acte digestif, on est porté
à envisager la dyspepsie comme un état morbide
absolument simple et isolé dans la généralité
des cas. Une analyse physiologique quelque
peu attentive fait bien vite reconnaître qu'il en
est tout autrement. La dyspepsie essentielle en
effet, alors même qu'elle s'est développée sous
l'influence des causes les plus communes et les
mieux connues, telles que la vie sédentaire, les
efforts de l'esprit après les repas, l'irrégularité
et la mauvaise distribution de ces derniers, les
affections déprimantes, etc., etc., ne tarde pas,
par ses fâcheux effets sur la nutrition et l'assimilation, à se compliquer d'un état général

plus ou moins profond de débilité et d'atonie. La permanence de la dyspepsie fait donc bientôt de cette maladie fonctionnelle un état pathologique complexe : le sujet qui en est atteint maigrit, perd ses forces et son teint. Dans ces circonstances, une médication pharmaceutique locale, ne s'adressant qu'aux fonctions digestives troublées, reste le plus souvent insuffisante ; il faut l'intervention d'une stimulation générale de l'économie, remontant l'état dynamique du malade : la thérapeutique hydrominérale en offre les moyens.

Remarquons encore, qu'en dehors des dyspepsies symptomatiques d'états morbides bien constatés, un certain nombre de troubles digestifs, tenant à des lésions cachées de l'estomac, du foie et surtout du pancréas, prennent le masque de la dyspepsie simple essentielle; que des phénomènes dyspeptiques accompagnent la plupart du temps la goutte, la gravelle et le diabète, l'arthritisme et la scrofule, les vices herpétique et dartreux, et l'on se convaincra qu'il faut presque toujours se garder de considérer la dyspepsie au point de vue restreint d'une affection locale : que la dépendance sous laquelle la digestion tient les plus importantes fonctions de l'économie fait que les maladies fonctionnelles quelque peu notables et persistantes, de l'appareil digestif, deviennent promptement une affection générale dans laquelle le dérangement de la digestion ne constitue plus qu'un élément, une fraction en quelque sorte, d'un état pathologique fort complexe auquel concourt tout un ensemble de fonctions languissantes ou perverties. Vraies le plus souvent, ces considérations ne peuvent cependant s'appliquer à l'universalité des cas; et c'est évidemment par une interprétation forcée des faits, que certains auteurs, avec M. Durand-Fardel, ont été conduits à regarder constamment la dyspepsie comme un symptôme. « L'analyse physiologique, écrit ce dernier (1), aussi bien que de nombreuses occasions de contatations cadavériques, nous a permis de dire que dans tous les cas de dyspepsie l'estomac n'était pas malade lui-même. »

On s'est beaucoup occupé, dans ces dernières

(1) Durand-Fardel, *Traité des eaux minérales*, 1857, page 525.

années, du rôle des phénomènes dyspeptiques
dans les états diathésiques. Sans vouloir entrer
ci dans l'examen complet et la discussion des
différentes opinions émises à ce point de vue
sur la maladie qui nous occupe, il nous faut cependant nous y arrêter un instant. Disons de
suite que dans cet ordre d'idées, on nous paraît
avoir souvent dépassé les limites d'une interprétation vraiment physiologique des faits. Sous
l'influence d'une perturbation persistante des
fonctions digestives, ainsi que nous l'avons déjà
fait remarquer, la nutrition devient insuffisante,
l'assimilation est viciée ou incomplète ; de là
l'appauvrissement du sang, l'atonie et la débilité générales, l'étiolement plus ou moins profond de tout l'organisme. Dans cet état, le
dyspeptique, suivant ses dispositions idiosyn-
crasiques, présente assurément la plus grande
aptitude à subir l'atteinte des différentes affections diathésiques et surtout des affections ca-
chectiques. C'est qu'en effet dans ces cas les
lésions fonctionnelles de la digestion amènent
bien plutôt, par suite des accidents de circulation, d'innervation et de sécrétion qu'elles occa-

sionnent à la longue dans les différents organes qui composent l'appareil digestif, des engorgements sous-muqueux ou des indurations regardés avec raison par M. Prus comme l'origine de certaines dégénérescences et d'un grand nombre de cancers. Mais on n'a jamais vu, que nous sachions, la dyspepsie engendrer de toutes pièces et directement la diathèse rhumatismale, l'herpétisme ou la scrofule.

C'est principalement dans l'étiologie de la goutte, de la gravelle et du diabète que l'on a invoqué l'influence primitive, directe, des troubles digestifs. Après avoir constaté d'abord le fait vrai de la fréquence de la dyspepsie dans la gravelle urique qu'elle contribue secondairement, on ne saurait le méconnaître, à aggraver d'une manière très-fâcheuse et très-évidente, on est sorti plus tard de la vérité et l'on a, dans ces derniers temps, créé artificiellement la gravelle dyspeptique.

Déjà Barthez (1), après R. Leroy d'Étiolles (2)

(1) Barthez, *Guide pratique aux eaux de Vichy*, 1859, page 260.

(2) R. Leroy d'Étiolles, *Étude sur la gravelle*, 1859, page 38.

qui avait à peu près formulé la même opinion, avait dit : « c'est dans les conditions d'alimentation et d'assimilation qu'il faudra chercher de préférence les causes de la gravelle ». Plus tard M. Auguste Mercier (1) termine un mémoire lu au congrès médico-chirurgical de France, tenu à Rouen en 1863, par cette conclusion : « la diathèse urique a son principal point de départ dans le tube digestif et des maladies très-diverses de cet appareil peuvent lui donner naissance. » Enfin M. F. Roubaud (2) proclame l'identité des deux maladies : « la diathèse urique, écrit-il, peut être rangée parmi les formes si variées de la dyspepsie .... la gravelle, la goutte et le diabète sont des maladies d'assimilation bien plutôt que des maladies de l'appareil urinaire. »

Il y a, selon nous, au fond de toutes ces idées, une regrettable exagération qui n'est pas exempte de confusion. Sans aucun doute les fa-

_____

(1) Auguste Mercier, *De la diathèse urique*, Congrès de Rouen, 1863.

(2) F. Roubaud, *Eaux minérales de Pougues*, 1863, page 82.

cultés assimilatrices sont perverties non-seule-
ment dans la gravelle, mais encore dans la
goutte, le diabète, l'obésité, l'arthritisme en
général, voire même dans l'herpétisme et la
diathèse scrofuleuse. Dans bien des circonstances alors ces troubles de l'assimilation se
révèlent à l'observateur par des troubles digestifs évidents et corrélatifs ; mais les premiers
dépendent-ils des seconds ?.. Cette supposition
ne nous paraît nullement fondée. Malgré de
nombreux et utiles travaux, la plus grande obs-
curité règne encore sur la pathogénie de la
gravelle, comme de certains autres états diathésiques. Il est incontestable pourtant qu'une
cause intime, profonde, inconnue dans son es-
sence, préexiste à ces états : c'est cette cause qui
pervertit les facultés assimilatrices et trouble
secondairement l'ensemble de toutes les fonctions. L'économie, dans ces conditions, se trouve
en quelque sorte placée dans un cercle vicieux :
un élément morbide, insaisissable à nos moyens
d'analyse, jette le désordre dans tout: l'être
fonctionnel ; et à leur tour les désordres des
fonctions ajoutent leur fâcheuse influence aux

effets désastreux de la cause morbifique. A l'aide d'agents appropriés, rétablir ou améliorer le jeu des fonctions troublées de la digestion et de l'assimilation, est incontestablement un excellent moyen de combattre et d'amoindrir l'affection diathésique : mais la thérapeutique, pour être complète et vraiment efficace, devra toujours s'adresser concurremment à la maladie principale ou à la diathèse, aussi bien qu'aux actes fonctionnels dérangés.

Nous pouvons comme il suit résumer l'étude que nous venons de parcourir dans ces deux premiers chapitres :

D'après l'analyse physiologique des actes chimiques de la digestion si étroitement liés à l'intégrité des sécrétions afférentes au tube digestif, il semble que de très-nombreuses et très-fréquentes causes de troubles fonctionnels doivent à chaque instant surgir (et surgissent en effet) de cette connexité, en donnant lieu, avec la même fréquence, à la dyspepsie primitive, essentielle ; mais l'analyse pathologique et clinique démontre, d'après les considérations que nous venons de développer, que la dyspepsie

constitue, dans la grande majorité des cas, ou
une affection générale ou même un état morbide
extrêmement complexe. La thérapeutique con-
firme pleinement ici les données de la pathologie et de la clinique, justifiant une fois de plus
cette sentence si souvent applicable : *Naturam
morborum curationes ostendunt*. Les agents
pharmaceutiques locaux les mieux appropriés
aux actes de la digestion échouent en effet
le plus ordinairement contre les phénomènes
dyspeptiques habituels, alors que les eaux
minérales qui portent leur action sur toute
l'économie en triomphent plus facilement et
plus sûrement.

CHAPITRE III.

MODES D'EMPLOI DES EAUX DE BAGNOLES DANS LA
DYSPEPSIE : EFFETS TOPIQUES, DYNAMIQUES ET
MÉDICAMENTEUX CORRÉLATIFS ; INFLUENCE DU
CLIMAT ET DE LA NATURE ENVIRONNANTE.

I

Modes d'emploi des eaux.

Il résulte évidemment des considérations
de pathogénie qui précèdent, que la médication hydro-minérale de la dyspepsie doit être
presque toujours générale, et qu'on doit y
faire concourir les moyens balnéaires aussi bien
que l'eau minérale en boisson. Nous n'entre-
rons donc actuellement dans aucune explication
à l'égard des très-rares exceptions à cette règle
qui peuvent se présenter dans la pratique près
de nos eaux; ces exceptions du reste ressortiront
d'elles-mêmes dans les observations où nous
aurons l'occasion de les rencontrer.

1° Bains de baignoire et bains de piscine.

Une expérience de cinq années nous a permis de constater d'une manière très-positive que nos eaux agissent plus favorablement contre les troubles de la digestion lorsqu'on fait usage de bains à une basse température. Nous accordons sous ce rapport une préférence marquée aux bains de piscine dont l'eau non chauffée offre 23 degrés centigr. de calorique natif. Lorsque les habitudes particulières ou l'impressionnabilité propre du malade ne nous permettent pas de prescrire le bain dès le début du traitement, à une température inférieure à 30 ou 32 degrés centigrades, nous diminuons progressivement chaque jour cette température et nous tâchons ainsi d'arriver sans brusquerie aux bains de piscine pour les derniers jours de la cure. Cette pratique souffre cependant une exception pour le dyspeptique scrofuleux et surtout pour le dyspeptique rhumatisant, l'un et l'autre nous ont paru assez souvent se trouver mieux de bains à une température moyenne minimum de 30 à 33 degrés centigrades. La durée du bain, sous le rapport de l'application spéciale des eaux de Bagnoles aux phénomènes dyspeptiques, n'offre rien de particulier ; cette durée reste ici comme ailleurs subordonnée à l'impressionnabilité et à la tolérance de chacun.

2° Douches.

Les douches variées en pluie ou en jet, tantôt chaudes, tantôt froides, ou tout à la fois chaudes et froides alternativement, dirigées sur la région épigastrique et quelquefois sur toute la surface abdominale, nous ont rendu de signalés services dans les cas de dyspepsie avec extrême atonie générale ou locale, chez des sujets à fibre molle, à constitution apathique, chez lesquels les réactions se manifestent d'une manière lente et obscure, même en présence des agents les plus susceptibles d'exercer sur l'organisme une influence marquée.

3° Usage de l'eau en boisson.

Dans la maladie qui nous occupe, l'eau en boisson, on le comprend, constitue la partie

essentielle du traitement hydro-thermal. Mais
avant d'exposer sous ce rapport les règles d'administration auxquelles l'observation attentive
et soutenue des effets thérapeutiques de nos
eaux nous a conduit, il est indispensable de rap-
peler ici leurs principales propriétés physiques
et chimiques. L'eau de Bagnoles est à 25 degrés
centigrades ; elle contient une matière organique
analogue à la barégine qui lui donne un onctuo-
sité marquée. Elle laisse échapper du gaz acide
sulfhydrique en très-petite quantité, ainsi que
de l'azote uni à de l'acide carbonique : en un
mot, d'après l'ensemble de ses caractères physico-chimiques, nous l'avons rangée dans la
classe des eaux sulfurées sodiques à faible miné-
ralisation (1). Sa saveur est fade, un peu nauséabonde, laissant à l'arrière-bouche un léger goût
d'amertume. Évidemment une pareille eau ne
peut être en aucune façon considérée comme une
eau digestive : elle n'a rien d'approprié pour une
action directe et immédiate sur les phénomènes
de la digestion ; et si elle se montre d'une

(1) Voyez notre brochure déjà citée. Paris, 1865, pages 13,
14 et 15.

formelle efficacité dans le traitement d'un grand
nombre de dyspepsies, c'est bien positivement
à une influence spéciale topique et médicamenteuse, exercée sur l'ensemble de l'appareil
digestif, qu'il faut alors rapporter les effets thérapeutiques qu'on en obtient. D'accord en cela
avec l'interprétation chimique, l'expérimentation clinique nous a promptement démontré que
c'est principalement par l'administration de
l'eau en boisson entre les repas, que l'on re-
tire de son application au traitement des affections dyspeptiques l'action curative la mieux
accentuée et la plus complète. La quantité ainsi
administrée, nécessaire pour mettre en jeu,
suivant l'extrême diversité des cas et des sujets,
les propriétés thérapeutiques spéciales de nos
eaux dans les affections qui nous occupent,
varie de deux à six verres par jour : nous n'a-
vons que rarement dépassé cette dernière dose.
Nous en conseillons l'usage aux repas comme
complément utile de la médication ; mais les
dyspeptiques qui se bornent exclusivement à ce
dernier mode d'emploi n'obtiennent, en général,
que des résultats très-imparfaits.

II

Effets topiques, dynamiques et médicamenteux.

1° Effets topiques.

Le contact des eaux de Bagnoles est extrêmement doux et procure sur toute la surface cu-
tanée une impression immédiatement agréable
qui persiste pendant toute la durée du bain. Si
l'on exagère cette durée, et surtout la température du bain, une excitation manifeste à la peau
en est la conséquence et se traduit, principalement après la sortie de l'eau, par un sentiment
de chaleur agaçante ou pénible et par de légers
picotements. Cette stimulation du tégument ex-
terne par le contact de ces eaux se manifeste
d'ailleurs presque toujours d'une manière aussi
peu intense que fugitive ; si ce n'est dans les
cas où leur usage trouve une contre-indication
formelle dans la constitution névropathique du
malade. Nous ajouterons incidemment sous ce
rapport, que même dans le traitement des der-
matoses, la stimulation de l'organe cutané n'at-

3.

teint jamais le degré de cette excitation physiologique active à laquelle on a donné le nom de
poussée, et dont semblent particulièrement jouir
certaines eaux très-sulfurées.

Indépendamment de la saveur particulière
de nos eaux que nous avons signalée plus haut,
leurs effets sur la membrane muqueuse digestive méritent de fixer l'attention. Au moment
de la déglutition, leur passage rapide à travers
la cavité buccale est suivi, pendant quelques
instants très-courts, d'une certaine diminution
de l'afflux du mucus. A un contact plus prolongé, sous forme de gargarismes, succède une
sensation manifeste d'astringence passagère :
et si multipliant ces gargarismes un certain
nombre de fois dans les vingt-quatre heures,
on continue ce mode d'application d'une manière suivie pendant plusieurs jours, on ne
tarde pas à voir les dents se déterger de tartre
plus ou moins complétement, sous l'influence
d'une diminution sensible dans la formation de
ce produit de sécrétion. Nous avons cette année
utilisé d'une manière très-avantageuse ces effets
de contact dans un cas de pharyngite granu-

leuse chronique très-tenace qui datait de plusieurs mois.

Dans l'estomac, les eaux de Bagnoles causent tout d'abord une sensation de pesanteur
chez le plus grand nombre des personnes qui
en font usage. Mais à cette première impression
de lourdeur très-légèrement pénible, à laquelle
s'ajoute aussi la saveur fade et nauséabonde
dont nous avons déjà parlé, succède promptement un sentiment de chaleur plus ou moins
prononcée à l'épigastre. Il nous a paru, et
l'expérience a pleinement confirmé nos pré-
visions, que le moment de cette stimulation
stomacale devait être très-favorable pour l'ingestion des aliments chez les dyspeptiques. Aussi
est-ce aujourd'hui pour nous une pratique adoptée de prescrire, dans tous les cas de troubles
fonctionnels de l'appareil digestif, un verre
d'eau thermale peu de temps avant chacun des
repas.

2° Effets dynamiques et médicamenteux.

Ces effets se confondent et sont dus tout à
la fois à l'absorption de l'eau par l'estomac
ainsi qu'à l'influence de la balnéation. Une

action remarquablement tonique sur toute
l'économie forme leur caractéristique générale :
accélération de la circulation, accroissement
d'énergie de la contractilité musculaire, sentiment inaccoutumé de souplesse et de force,
telles en sont les principales expressions.
L'augmentation de l'appétit, la cessation ou la
diminution de la constipation prouvent aussi que
le tube digestif lui-même subit un mouvement
excito-moteur sous l'influence duquel doivent
se rétablir, dans bien des cas, les sécrétions
diminuées ou perverties des liquides qui con-
courent aux actes physico-chimiques de la
digestion.

III

Influence du climat et de la nature environnante.

Le climat de la station de Bagnoles, de l'Orne,
est on ne peut mieux approprié au traitement
de la dyspepsie. Située dans une vallée des
plus pittoresques, suffisamment éloignée de
tout centre de population, environnée d'une
vaste forêt et traversée par un rapide cours

d'eau d'une limpidité cristalline, l'air y est d'une pureté parfaite, très-vif et fortement chargé d'ozone ainsi qu'en témoignent les réactions positives que nous avons plusieurs fois obtenues sur le papier ozonométrique (1). Cet air conserve au milieu des plus grandes chaleurs de l'été une fraîcheur relative qu'il doit à la nature environnante. Sous ce rapport même le climat de Bagnoles possède en quelque sorte le défaut de ses qualités ; c'est-à-dire qu'il devient passagèrement frais et quelque

(1) Divers observateurs ont attribué tout récemment une importance considérable à l'oxygène électrisé de l'air (ozone atmosphérique), en signalant un rapport de cause à effet entre l'absence de cet agent dans l'air et l'invasion des grandes épidémies, celles du choléra en particulier. Mais en même temps s'élevaient d'un autre côté, ici quelques doutes sur la présence même de l'ozone dans l'air atmosphérique, ailleurs de graves et sérieuses objections au sujet des méthodes ozonométriques par les papiers réactifs de MM. Schönbein et Houzeau, dont M. Cloez proclame l'insuffisance et l'inexactitude. C'est dans cet état d'incertitude et de controverse que la question de l'ozonométrie atmosphérique vient d'être portée devant l'Académie des sciences par M. le docteur Bérigny (de Versailles). Il y a là en effet un important problème à résoudre, dont la solution, on l'entrevoit, pourrait bien intéresser la médecine et l'hygiène publique bien plus encore que la chimie et la météorologie.

peu humide à l'époque des changements de temps, des orages ou des pluies. Ajoutons enfin, à titre de renseignement général et d'une manière incidente, que la contrée de Bagnoles fait partie de l'un des départements les plus salubres de la France, celui où la moyenne de la vie humaine présente la plus longue durée et où la mort frappe annuellement le moins d'individus (1).

On sait combien un exercice convenable du corps est favorable au travail de la digestion. Cet exercice, on le conçoit, doit être proportionné pour chacun aux aptitudes qui lui sont propres. On ne saurait à cet égard formuler aucune règle générale : ces aptitudes diverses ne se prêtent à aucune détermination théorique; elles résultent constamment de très-nombreuses conditions individuelles dont la considération demande de la part du médecin la plus sérieuse attention. Le pays de Bagnoles offre encore sous ce rapport les plus grandes facilités. Les excursions à de petites distances,

(1) Renseignements et documents du ministère de l'intérieur.

les plus courtes promenades, peuvent s'y faire dans d'excellentes conditions d'aération, au milieu d'une végétation forestière très-active où l'on rencontre beaucoup d'espèces résineuses qui répandent dans l'atmosphère ambiante leurs émanations balsamiques.

Nous ne nous étendrons pas davantage sur ce sujet. Ce que nous venons de dire du site de Bagnoles, considéré au point de vue hygiénique, en fait suffisamment connaître sous ce rapport les caractères les plus saillants. De plus longs développements nous entraîneraient nécessairement dans une description que le plan de ce travail ne comporte pas, celle du côté pittoresque toujours si intimement lié au côté hygiénique d'une contrée.

Rapportons actuellement les principales observations qui sont la base de ce mémoire : elles trouvent naturellement leur place entre les chapitres qui précèdent et nos conclusions.

CHAPITRE IV.

OBSERVATIONS.

Les observations qui vont suivre présentent des exemples de maladies dyspeptiques se rattachant aux deux grandes divisions suivant lesquelles viennent se ranger, ainsi que nous l'avons établi dans notre deuxième chapitre, tous les troubles si divers des fonctions digestives : vingt-deux appartiennent à la classe des dyspepsies primitives, essentielles ou idiopathiques, sept à la classe des dyspepsies secondaires, symptomatiques ou sympathiques.

I

Dyspepsies primitives, essentielles ou idiopathiques.

Tableau synoptique de ces observations.

FORMES OU VARIÉTÉS.	NOMBRE DES OBSERVATIONS.	GUÉRISONS.	AMÉLIORATIONS.	RÉSULTATS NULS.
1° Dyspepsie atonique simple	3	3	»	»
2° Dyspepsie atonique flatulente. . .	1	1	»	»
3° Dyspepsie atonique nerveuse ou vertigineuse simple, ou à la fois nerveuse ou vertigineuse avec flatulence.	7	5	2	»
4° Dyspepsie atonique syncopale ou avec névrosisme varié.	2	1	1	»
5° Dyspepsie muqueuse, saburrale ou alcaline	1	»	1	»
6° Dyspepsies idiopathiques diverses liées à l'anémie et à la chloro-anémie.	5	5	»	»
7° Dyspepsie gastralgique ou entéralgique	3	»	1 (très-légère)	2
Récapitulation. . . .	22	15	5	2

Obs. I. — Dyspepsie atonique simple. — Guérison.

M. B...., âgé de quarante-six ans; est d'une constitution faible, d'un tempérament lymphati-

que-sanguin-veineux. Sa vie est très-sédentaire,
et sous l'influence de cette cause survient de
temps à autres une inertie plus ou moins absolue
des fonctions digestives. Son appétit pourtant
reste toujours excellent, jamais il n'éprouve d'indigestions ; mais M. B.... sent les aliments lui
peser très-longtemps à l'estomac qui met souvent, nous dit-il, plus de quatre et cinq heures
à accomplir l'acte de la digestion. L'activité
fonctionnelle de l'intestin n'est pas moins en-
rayée : la constipation est opiniâtre, le ventre
présente de la tension et de l'empâtement sans
douleurs.

M. B..., qui habite à quelques kilomètres
seulement de Bagnoles, a simplement fait usage
pendant un mois de l'eau thermale en boisson
avant et entre les repas à la dose de deux à
quatre verres par jour ; cette eau était presque
journellement puisée à la source et soigneusement embouteillée. Ce traitement par l'eau en
boisson à distance lui a parfaitement réussi :
avec la constipation ont cessé la tension et la
plénitude du ventre et la digestion stomacale a
repris son activité normale. Reprise l'année

suivante, cette médication thermale si simple a été suivie des mêmes effets.

OBS. II. — DYSPEPSIE ATONIQUE SIMPLE. — GUÉRISON.

M. G.... est âgé de trente-cinq ans. C'est un homme d'une constitution moyenne, d'un tempérament lymphatique. Contrairement au précédent malade, il mène une vie très-active ; chez lui l'atonie fonctionnelle du tube digestif est tout à fait constitutionnelle et complétement indépendante de toute influence provenant du régime ou des habitudes. Pour M. G.... l'appétit a toujours été peu exigeant ; ses digestions sont habituellement lentes et pénibles, s'accompagnant assez fréquemment d'une certaine lourdeur de tête. Les indigestions sont exceptionnelles, la constipation ordinaire sans se montrer d'une opiniâtreté persistante.

Comme dans l'exemple précédent, un remontement complet des fonctions digestives a succédé à un traitement absolument identique. L'eau thermale a été prise à distance pendant un mois environ, avant et entre les repas, à la dose moyenne de trois verres par jour.

Obs. III. — Dyspepsie atonique simple. — Guérison.

M. G...., négociant, âgé d'environ quarante-quatre ans, n'habite pas un grand centre de population. D'une constitution forte, mais d'un tempérament très-lymphatique, il mène sous tous les rapports une vie extrêmement sobre. Doué d'une rare intelligence des affaires qu'il dirige sur une grande échelle, M. G.... se livre à un travail excessif d'écritures et de correspondance le plus souvent immédiatement après les repas. Cependant il n'avait jamais souffert de l'estomac jusqu'à il y a sept ans, époque à laquelle il fut pris d'une violente gastralgie qui semble avoir été l'origine d'une profonde inertie fonctionnelle de l'estomac. Il n'y a pas de douleurs à la région épigastrique, ni de météorisme; mais M. G.... sent très-longtemps les aliments lui peser à l'estomac; il mange par raison et parce que l'heure des repas l'y invite, mais il n'en éprouve que rarement le besoin et son appétit est bien promptement satisfait. Cependant une fois l'estomac débarrassé des aliments, M. G.... n'éprouve plus guère de gêne; ce qui, avec l'absence de constipation ou de diarrhée, semble prouver que la digestion intestinale se fait assez bien. Ce malade est allé à Vichy il y a deux ans; il en est revenu considérablement amaigri et l'estomac plus fatigué que jamais.

M. G... vient à Bagnoles en 1863 et suit. sous notre direction, pendant vingt-cinq jours, une médication hydro-thermale dont il ne tarde pas à ressentir les heureux effets : l'appétit se réveille quelque peu, les digestions deviennent moins lentes et un certain retour vers l'embonpoint, dont témoigne à son départ un facies bien meilleur, prouve que les fonctions de la nutrition et de l'assimilation se sont notablement relevées. Nouveau traitement l'année suivante, nouvelle amélioration. Bains et douches, eau thermale en boisson avant et entre les repas, eau de la source ferrugineuse froide aux repas.

Obs. IV. — Dyspepsie atonique flatulente.— Guérison.

M. D... commerçant, âgé d'environ cinquante ans, est presque continuellement en voyage. C'est un homme d'une constitution moyenne, d'un tempérament nerveux, d'une excessive im-

pressionnabilité, fortement enclin à l'hypochon-
drie. Il n'a jamais fait d'excès et vit avec la plus
grande sobriété, malgré son existence nomade.
Mais les nécessités des voyages le contraignent
souvent à de très-grandes irrégularités dans les
repas, et telle est sans aucun doute la cause
première des troubles digestifs dont il souffre
actuellement et dont l'origine remonte à plusieurs années.

Aujourd'hui M. D.... éprouve presque continuellement, mais principalement après les
repas, une gêne sourde, profonde à l'épigastre.
Les digestions, lentes et pénibles, quelquefois
même véritablement douloureuses, s'accompagnent d'un météorisme stomacal et intestinal
d'une intensité variable. Renvois nidoreux ou
fades sans acidité; appétit très-capricieux,
jamais bien vif. La langue est le plus souvent
recouverte d'un enduit muqueux presque toujours neutre, jamais acide : la constipation
ordinaire. Tristesse, abattement, mélancolie
sans motifs.

Amélioration notable après un premier traitement d'une insuffisante durée (12 jours), en

1863 ; guérison à la suite d'un traitement complet les deux années suivantes. Bains et eau thermale en boisson avant et pendant les repas.

OBS. V. — DYSPEPSIE ATONIQUE NERVEUSE SIMPLE. — GUÉRISON.

M. F.... B.... âgé de trente-neuf ans, d'une constitution très-débile, d'un tempérament fortement strumeux, remplit une fonction publique qui le condamne à la vie sédentaire de bureau. Outre l'état de faiblesse dû à sa fâcheuse complexion, ce malade présente, à son arrivée aux eaux de Bagnoles (août 1863), un trouble particulier des fonctions de l'innervation, que nous croyons devoir attribuer à un travail trop assidu, et qui consiste en un tremblotement peu marqué, mais presque continu, des membres supérieurs, avec sentiment de faiblesse considérable dans les membres inférieurs. S'il veut écrire, ce tremblotement augmente ; et bientôt il se voit obligé de cesser son travail. Le sommeil est agité, l'appétit notablement diminué ; les digestions lentes et pénibles.

Guérison après vingt-cinq jours de traitement

par les bains de piscine, l'eau thermale en boisson avant et entre les repas, et l'eau de la source ferrugineuse froide aux repas, en raison de la constitution strumeuse du sujet.

Obs. VI. — Dyspepsie atonique vertigineuse simple. — Guérison.

Madame G..., âgée de vingt-deux ans, quoique petite et très-nerveuse, présente néanmoins une assez bonne constitution. Elle vient aux eaux de Bagnoles en juillet 1863 pour des digestions paresseuses, accompagnées de palpitations qui ont leur cause sympathique peut-être autant dans la crainte imaginaire et fortement enracinée d'une affection du cœur, que dans les actes digestifs affaiblis. Une constipation habituelle prouve que tout le tube digestif fonctionne d'ailleurs d'une manière languissante. Absence de chloro-anémie.

Guérison par l'eau thermale en boisson avant et pendant les repas. Madame G.... n'a pris que quelques bains et encore d'une manière très-irrégulière ; elle n'éprouvait cependant pas comme certaines personnes, une véritable répul-

sion pour les bains ; mais ne trouvant aucun
plaisir à se baigner, elle s'en est abstenue le
plus souvent par une sorte d'indifférence pa-
resseuse.

Obs. VII. — Dyspepsie atonique vertigineuse simple. —
Guérison.

M. P..., jeune homme de vingt ans, d'une
petite stature, mais d'une assez bonne constitution, vient à Bagnoles au mois de juillet 1863.
Il s'occupe déjà d'affaires commerciales per-
sonnelles, sans se livrer pourtant à un travail
exagéré ; il est triste, abattu, mélancolique.
Cet état moral date de cinq à six mois, époque
à laquelle ses digestions ont commencé à devenir laborieuses et à s'accompagner de pesanteurs à l'épigastre, puis bientôt après, de l'état
vertigineux suivant : après les repas les objets
lui paraissent tourner, lui-même se tient diffici-
lement en équilibre ; il recherche alors la soli-
tude, le repos et le silence, incapable de sou-
tenir une conversation et gêné d'ailleurs par
le plus petit bruit. Cette situation ne se pro-
longe guère au delà de trois quarts d'heure et
se dissipe insensiblement. En dehors de ces

4

troubles sa santé est excellente ; pas de constipation.

Guérison après vingt jours de traitement par
l'eau thermale en boisson avant et pendant les
repas, les bains de piscine souvent accompagnés de douches en pluie sur la région épigastrique.

Obs. VIII. — Dyspepsie atonique vertigineuse avec flatu-
lences consécutive a l'emploi mal dirigé du sulfate de
quinine. — Guérison.

Marie Barré habite la campagne à quelques
lieues de Bagnoles. Cette fille, âgée de vingt-cinq
ans, d'une constitution faible, d'une impressionnabilité nerveuse excessive, a été atteinte, en
avril 1862, de symptômes vagues, mal définis
de fièvre intermittente. On lui a donné du sulfate de quinine à dose insuffisante (30 à 35
centigrammes par jour) pour enrayer l'affection
périodique, et l'on en a ainsi continué l'usage
presque journalier pendant plusieurs mois. Une
perversion, ou plutôt une sorte d'abolition des
fonctions digestives a été le résultat de cette
médication inintelligente.

Appelé auprès de cette malade au mois

d'avril 1863, nous constatons en effet qu'elle
ne peut plus digérer aucun aliment quel qu'il
soit. Elle en est arrivée à ne manger presque
rien : sa maigreur est extrême, sa faiblesse si
considérable qu'elle ne quitte plus le lit depuis
deux mois ; elle est quelquefois sept à huit jours
sans aller à la selle. L'ingestion d'un peu de
bouillon, ou d'aliments solides, est suivie d'un
météorisme stomacal plus ou moins prononcé,
de pesanteurs et de douleurs à l'épigastre et
d'éructations répétées. En même temps sur-
viennent des palpitations avec vertiges et étour-
dissements. Cependant l'examen le plus minu-
tieux de cette intéressante malade ne nous fait
constater aucune lésion organique du tube digestif ; et dès lors l'état général, si mauvais
qu'il soit, ne dépendant que d'un trouble fonctionnel extrême des organes de la digestion,
nous paraît susceptible d'être modifié par une
médication réparatrice bien dirigée. Les pou-
dres bismutho-magnésiennes et la pepsine
furent les agents de cette médication qui amena
insensiblement une légère amélioration qui
nous permit dans la même proportion l'usage

d'un régime alimentaire un peu plus abondant.

C'est dans ces conditions que Marie Barré fut admise, comme malade aux frais du département, à suivre à Bagnoles un traitement hydrothermal de vingt-cinq jours, au mois d'août 1863. Elle en recueillit une amélioration considérable et sa guérison s'est achevée peu après sans le secours d'aucune autre médication. Ce traitement consista principalement en l'usage très-régulier de l'eau thermale en boisson, avant et pendant les repas, la grande impressionnabilité de la malade à l'endroit des bains ne nous ayant point permis de les lui faire prendre avec une rigoureuse exactitude.

Obs. IX. — Dyspepsie atonique nerveuse avec flatulence stomacale, consécutive a une bronchite aigue. — Guérison.

Mademoiselle La..., âgée de vingt-deux ans, d'une constitution faible, d'un tempérament lymphatique nerveux, arrive à Bagnoles au mois de juillet 1864. Cette jeune personne, qui a perdu sa mère, il y a deux ans, d'une phthisie pulmonaire, vient elle-même d'être tourmentée par une violente bronchite qui a duré plusieurs

mois et que le médecin traitant, en présence
d'un précédent héréditaire aussi menaçant pour
la malade, de l'opiniâtreté même de cette
bronchite et des sueurs nocturnes dont elle s'est
accompagnée, a dû combattre par une médication énergique : préparations iodées, vési-
catoires nombreux sur la poitrine et cautères
au-dessous des clavicules. A l'affaiblissement
général, conséquence immédiate de la maladie
et du traitement, sont venus s'adjoindre dans
ces dernières semaines des troubles digestifs
d'une certaine intensité : diminution notable de
l'appétit, lenteur des digestions, sensation de
pesanteur à l'épigastre dont le ballonnement
après chacun des repas est devenu tel qu'il
rend impossible l'usage d'un corset; diarrhée
fréquente. Au milieu de cette perturbation générale des fonctions digestives, persiste une
petite toux agaçante, quinteuse, qui s'accompagne le matin d'un peu d'expectoration muqueuse; sous ce rapport néanmoins les résultats
négatifs fournis par l'auscultation et la per-
cussion donnent une complète assurance sur la
situation de la malade.

4.

Au bout de quelques jours de traitement thermal, les troubles dyspeptiques commencent à disparaître : l'appétit se réveille, les digestions se font mieux, le météorisme stomacal diminue, puis cesse complétement. A ce moment nous faisons donner des douches variées après le bain sur le thorax et l'abdomen ; et sous l'influence du remontement général, la toux à son tour décroît, puis cesse tout à fait.

Obs. X. — Dyspepsie atonique vertigineuse avec flatulence énorme et état saburral. — Amélioration considérable.

M. P..., agent voyer, âgé de quarante-trois ans, d'une bonne constitution, d'un tempérament sanguin, nous raconte que depuis l'âge de quinze ans, époque à laquelle il fut atteint d'une gastrite aiguë très-intense, il n'a jamais cessé de souffrir de l'estomac. Quoi qu'il en soit de l'existence réelle de cette gastrite dont M. P.... nous signale assez bien en effet, comme les ayant éprouvés, les principaux symptômes, il est évident que l'affection stomacale dont il souffre remonte à une origine très-éloignée. Ce malade qui a conservé un visage frais, coloré, n'a plus

que quelques dents et encore sont-elles à peu
près toutes atteintes de carie. Son estomac
présente un développement énorme et une con-
figuration singulière. Il est bilobé, en forme de
véritable bisac, offrant deux compartiments
réunis par une partie très-rétrécie. Le supérieur,
le plus vaste, s'élève au-dessus de l'ombilic,
soulève la dépression épigastrique, le rebord
des fausses côtes et la pointe du stermun et
refoule considérablement le diaphragme. L'inférieur, le plus petit, forme la partie sous-
ombilicale du ventricule. Il semble que la
constriction exercée par la ceinture du pantalon
a beaucoup contribué à faire prendre à l'estomac
cette disposition par le fait de l'énorme quantité
de gaz qui le remplit continuellement et dont
la présence a insensiblement dilaté les parois
de l'organe dans les points où moins d'obstacles
s'opposaient à cette dilatation. Aussitôt que l'on
percute ou que l'on presse quelque peu le lobe
supérieur, M. P.... est pris d'éructations
spasmodiques incessantes pendant plusieurs
minutes et rend avec des gaz des matières
glaireuses en grande quantité. Les mêmes

symptômes se produisent d'ailleurs spontané-
ment plusieurs fois par jour et sont souvent
accompagnés de vomissements glaireux ou
alimentaires, lorsque ces efforts se manifestent
peu de temps après les repas. Malgré cet état
de l'estomac et les troubles fonctionnels consi-
dérables qui en sont la conséquence, M. P....
conserve un vigoureux appétit ; mais après les
repas l'énorme refoulement du diaphragme par
les gaz accumulés dans l'estomac lui cause une
grande oppression, et ce n'est qu'après un assez
long temps qu'il lui devient possible de prendre
un peu d'exercice. S'il veut braver et marcher
après les repas, l'oppression devient énorme ;
ses artères temporales battent avec violence,
la tête lui tourne, il est pris de vertige et
chancelle. Cet état vertigineux se dissipe rapidement par le repos ; la constipation tout en
étant habituelle n'est point excessive et persiste
rarement au delà de deux jours. Contrairement
à presque tous les malades tourmentés depuis
longtemps par des affections gastriques, M. P...,
en dehors de ces moments de grande gêne, conserve une parfaite gaieté et tout l'entrain d'un

homme bien portant à caractère expansif et jovial.

Traité pendant vingt-cinq jours par l'eau thermale en boisson avant et pendant les repas, par des bains et des douches sur l'épigastre en pluie et en colonne, ce malade a éprouvé une amélioration sensible : les vomissements ont cessé, les renvois glaireux diminué de fréquence. En même temps que cette amélioration se manifestait, nous lui avons fait porter une ceinture pouvant exercer une compression méthodiquement progressive sur le compartiment sus-ombilical de l'estomac.

Après ce premier traitement fait au mois de juillet, M. P.... revient passer quinze jours à Bagnoles à l'arrière-saison, fin septembre et premiers jours d'octobre. Nouvelle amélioration; retrait notable de la dilatation stomacale; moins d'oppression, grande diminution de l'état vertigineux, l'exercice et la promenade deviennent possibles immédiatement après les repas.

OBS. XI. — DYSPEPSIE ATONIQUE NERVEUSE FLATULENTE. —
AMÉLIORATION.

Madame C...., quarante ans, constitution moyenne, tempérament sanguin-nerveux. Cette dame a joui jusqu'à ces deux ou trois dernières années d'une assez bonne santé. Occupée à un petit commerce, elle mène une vie très-sédentaire. Sous cette influence sans doute, mais plus encore sous l'influence de contrariétés vives et de véritables chagrins, ses fonctions digestives se sont insensiblement altérées. L'appétit a diminué, les digestions sont devenues lentes et difficiles, s'accompagnant tantôt d'une sensibilité plus ou moins prononcée, tantôt d'un gonflement variable à la région épigastrique sans éructations.

Traitée par les eaux de Bagnoles en bains et en boisson en 1861 et 1862, cette malade a éprouvé à chaque fois une très-notable amélioration. Mais à ces deux époques, les nécessités de son commerce ne lui ont pas permis de séjourner plus de quinze jours dans nos thermes, temps insuffisant pour amener dans un cas de ce genre une modification persistante des fonctions digestives.

Obs. XII. — Dyspepsie atonique syncopale. — Guérison.

Louise Esnault, qui habite une petite commune du département de l'Orne, est admise au

traitement gratuit à Bagnoles en juillet 1864.
Cette fille, âgée de vingt-neuf ans, d'une bonne
constitution, d'un tempérament nerveux, s'est
toujours bien portée jusqu'à ces deux dernières
années. A partir de cette époque elle a commencé à éprouver de la lenteur dans les diges
tions. Cet état, qui est allé en se prononçant
chaque jour davantage, s'est compliqué, depuis
quelques mois, de faiblesses, de lipothymies
quelquefois même de syncopes se manifestant
pendant la première heure de la digestion stomacale; en même temps le sommeil qui était
bon est devenu agité. Pas de constipation notable.

Cette malade est sortie guérie après vingt-
cinq jours de traitement par des bains de piscine, des douches variées et l'eau thermale en
boisson avant et pendant les repas.

Obs. XIII. — Dyspepsie atonique avec état névrosique. —
Amélioration.

M. X..., soixante-cinq ans, constitution forte,
tempérament sanguin-nerveux. Cet homme,
sous l'influence de causes morales déprimantes,
de chagrins et de vives contrariétés fréquemment éprouvées, souffre depuis plus de dix ans

de troubles des fonctions digestives qui se sont lentement et progressivement accrus dans ces dernières années. Digestions difficiles, pénibles, quelquefois même un peu douloureuses, souvent accompagnées de céphalalgie. Diminution croissante de l'appétit, sommeil agité, amaigrissement. Le visage est ordinairement triste et abattu, parfois même profondément mélancolique. Des larmes viennent promptement aux yeux du malade lorsqu'il nous raconte les sensations pénibles, les viscéralgies vagues, erratiques, qu'il éprouve principalement la nuit dans les divers points de l'abdomen, et dont l'intensité, jointe à de violentes céphalalgies nocturnes le privent aujourd'hui de tout sommeil. Dans ces derniers temps, ces troubles dyspeptiques déjà si complexes ont pris un caractère saburral trés-tranché. La langue est recouverte constamment d'un enduit blanc, muqueux, plus ou moins prononcé, qui persiste après les repas. Il n'y a pas de constipation habituelle. L'examen le plus attentif ne fait constater aucune lésion organique de l'estomac ni des autres viscères abdominaux.

Nous avons prolongé pendant un mois le traitement thermal de ce malade qui est parti, à la fin de juillet 1864, dans un état très-satisfaisant d'amélioration générale et locale.

Obs. XIV. — Dyspepsie muqueuse, saburrale ou alcaline. — Amélioration.

M..., âgé de soixante ans, d'une constitution moyenne, d'un excellent tempérament, vif, actif au physique et au moral, a toujours été bien portant jusqu'à il y a quatre ans, époque à laquelle il a commencé à éprouver de légers troubles dans les fonctions digestives. Anorexie, pesanteur à l'estomac, digestions lentes, pénibles, s'accompagnant de céphalalgie ; plus tard, renvois glaireux entre les repas, mais principalement le matin à jeun. Pas de vomissements alimentaires, ni de matières suspectes. La langue est constamment blanchâtre et recouverte d'une abondante salive, qui n'est ordinairement ni alcaline, ni acide d'une manière tranchée. Ce malade, qui a pris sans profit les eaux de Vichy en 1863, vient à Bagnoles au mois de juillet 1864.

Après avoir soigneusement constaté qu'il

5

n'existe en aucun point du ventre ni rénitence,
ni tuméfaction, nous soumettons M... à un
traitement complet par nos eaux : bains, douches variées, eau thermale avant et pendant les
repas. Au bout de vingt-cinq jours, une amélioration considérable était obtenue sous le rapport de l'appétit et des digestions ; mais l'état
saburral persistait au même degré.

OBS. XV. — DYSPEPSIE ATONIQUE NERVEUSE. — ANÉMIE
PROFONDE ET HYSTÉRIE. — GUÉRISON.

Mlle P..., âgée de vingt-quatre ans, d'une
faible constitution, d'un tempérament lymphatique et excessivement nerveux, a été réglée
d'une manière très-hâtive et surabondante. Depuis quatre ans, le flux menstruel a encore aug-
menté de durée et de quantité et s'est fréquemment reproduit en dehors des époques régulières.
De là une hydro-anémie considérable qui a,
sans aucun doute, une très-large part d'influence dans la production d'un état pathologique fort complexe présentant les trois ordres
de symptômes qui suivent :

1° Atonie et débilité générales extrêmes qui

ne permettent plus le moindre exercice du corps, la plus petite promenade, sans occasionner une fatigue excessive, de l'essoufflement et des palpitations. Pâleur considérable, pouls petit et dépressible.

2° L'appétit n'a jamais été bien vif, mais aujourd'hui il fait complétement défaut; les aliments sont pris, en quelque sorte, de force et par raison. Les digestions sont très-lentes et pénibles, s'accompagnant, soit de pesanteurs, soit de douleurs assez vives à la région épigastrique. Goût prononcé pour les crudités et les aliments vinaigrés.

3° Manifestations hystériques fréquentes caractérisées par des crispations dans les membres avec sentiment très-pénible de constriction à la gorge, plaintes et larmes.

Telle est la situation de mademoiselle P... à son arrivée aux eaux de Bagnoles, en juillet 1862.

Après quelques jours de traitement par des bains de piscine, l'eau thermale avant les repas et l'eau de la source ferrugineuse froide aux repas, les forces se relèvent sensiblement, l'appétit devient meilleur et les digestions plus faciles et moins lentes. La malade peut faire quelques promenades, et bientôt entreprendre de grandes excursions. Le flux menstruel qui survient pendant la cure est beaucoup moins abondant. A son départ, en un mot, mademoiselle P... était méconnaissable. Nous l'avons revue deux ans plus tard, elle était complétement guérie.

Obs. XVI. — Dyspepsie atonique consécutive a une fièvre typhoïde. — Chloro-anémie. — Guérison.

Mademoiselle ...., âgée de dix-neuf ans, d'un tempérament lymphatique-sanguin, d'une constitution robuste, vient à Bagnoles au mois de juillet 1862. Jusqu'à seize ans sa santé a été parfaite; mais, à cet âge, une fièvre typhoïde à forme abdominale, dont la convalescence a été très-longue et très-pénible, a porté à cette vigoureuse santé une atteinte fâcheuse que le temps n'a point affaiblie. Depuis cette époque, plus d'appétit; les digestions qui étaient excellentes sont devenues lentes, difficiles, s'accompagnant souvent de douleurs à l'épigastre. La menstruation, très-diminuée, est précédée et suivie de flueurs blanches et de douleurs vives dans les régions correspondant aux ovaires, mais principalement à droite. Perte complète des forces, fatigue et essoufflement au moindre exercice; maux de tête, bourdonnements d'oreilles, bruit de souffle dans les carotides.

Guérison au bout de vingt-cinq jours de traitement par les bains de piscine, l'eau ferrugineuse en mangeant et l'eau thermale avant les repas.

OBS. XVII. — DYSPEPSIE ATONIQUE AVEC CHLORO-ANÉMIE. — GUÉRISON.

Madmoiselle Ch..., âgée de vingt-huit ans, d'une constitution moyenne, d'un tempérament lymphatique sanguin-veineux, vient à Bagnoles au mois d'août 1862. Sa santé a toujours été chancelante; à différentes époques, elle a fait usage de toniques divers et de préparations ferrugineuses pour des symptômes de chloro-anémie sujets à de fréquentes récidives et qui existent encore actuellement. Depuis quelque temps les règles ont pris une telle abondance qu'elles constituent de véritables métrorrhagies périodiques. Sous cette influence surtout les fonctions digestives se sont affaiblies : absence d'appétit, lenteur de la digestion stomacale et intestinale, constipation.

Instituée comme dans les deux cas précédents, la médication thermale a été suivie du même succès ; mademoiselle Ch... est partie guérie après trois semaines de séjour aux eaux.

Obs. XVIII. — Dyspepsie atonique liée a la chloro-anémie. — Guérison.

Mademoiselle ..., grande et forte jeune fille de vingt et un ans, d'un tempérament lympha-tique nerveux, est atteinte d'une profonde inertie des fonctions digestives sous l'influence d'un état chloro-anémique très-fortement accentué et caractérisé par la pâleur particulière du visage et un double bruit de souffle cardiaque et caro-tidien. Essoufflement et fatigue pour le moindre exercice ; inappétence et constipation, etc.

Même médication que dans les cas précédents, même résultat.

Obs. XIX. — Dyspepsie atonique liée a la chloro-anémie. — Guérison.

Mademoiselle..., âgée de vingt-cinq ans, d'une bonne constitution, est chloro-anémique depuis

l'âge de quinze ans ; elle a pris, sans effets du-
rables, des préparations ferrugineuses de toutes
sortes. A son arrivée à Bagnoles en juillet 1864,
la teinte jaune pâle des sillons labiaux et un
bruit de souffle carotidien très-prononcé témoignent de la persistance de l'état chloro-anémique. Ses digestions ont toujours été lentes et
pénibles, l'appétit restant d'ailleurs assez bon.
La constipation est habituelle ; l'épigastre est
sensiblement tendu, un peu douloureux à la
pression. Il est évident que la chloro-anémie
est ici un état secondaire sous la dépendance de
la dyspepsie qui l'entretient ; et que l'insuccès
des préparations ferrugineuses tient à ce que
ces dernières passant inutilement dans des organes digestifs atteints d'inertie fonctionnelle
n'y étaient pas mieux élaborées que les aliments
eux-mêmes. Aussi n'avons-nous fait prendre
l'eau de la source ferrugineuse froide à cette
malade qu'au bout de quelques jours de traitement par l'eau thermale en boisson avant et
pendant les repas et les bains de piscine, alors
qu'une certaine amélioration s'était déjà pro-
duite dans l'ensemble des fonctions digestives.

Après trois semaines de séjour aux eaux la
guérison était complète.

Obs. XX. — Dyspepsie gastralgique. — Résultat nul.

Madame P..., âgée de quarante-deux ans,
d'une complexion très-délicate et éminemment
nerveuse, n'a jamais joui que d'une santé très-
précaire : peu ou pas d'appétit, digestions
lentes et pénibles. Depuis six mois elle est tourmentée par une violente gastralgie dont les
manifestations extrêmement douloureuses se
reproduisent avec une sorte de régularité toutes
les trois semaines. De tous les moyens employés
intus et *extra*, y compris l'acupuncture et l'é-
lectricité, l'opium à hautes doses (20 à 25 centigrammes par jour) est le seul agent qui réus-
sisse à soulager la malade. A son arrivée à
Bagnoles (juin 1864), elle prend encore régu-
lièrement de 12 à 15 centigrammes d'extrait
thébaïque par vingt-quatre heures; elle digère
avec la plus grande difficulté le peu d'aliments
qu'il lui est possible d'ingérer.

Madame P... a pour les bains une grande ré-
pugnance; jamais, nous assure-t-elle, elle ne

les a bien supportés : et, comme pour justifier ses appréhensions, une violente crise gastralgique éclate après le premier bain et les deux premiers verres d'eau. Dix jours de médication par l'opium à hautes doses ayant amené la cessation des grandes douleurs et quelques aliments légers pouvant déjà être digérés d'une manière passable, nous essayons de revenir à la médication thermale ; mais à si faible dose qu'elle la prenne, avant comme pendant les repas, la malade supporte aussi mal nos eaux en boisson qu'en bains. Au lieu de stimuler l'estomac et semble d'exciter l'appétit, l'usage qu'elle peut en faire plutôt encore enrayer les digestions et occasionner quelques douleurs à l'épigastre. Après une dizaine de jours d'essais et de tentatives inutiles, madame P... quitte Bagnoles dans le même état qu'elle y était venue.

Obs. XXI. — Dyspepsie gastralgique et entéralgique de moyenne intensité. — Névrosisme vague. — Très-légère amélioration.

Madame ..., âgée de trente-huit ans, d'une complexion sèche et maigre, d'une excessive impressionnabilité nerveuse, vient à Bagnoles au

mois de juillet 1862. Cette dame est constamment sous l'influence d'un état douloureux plus
ou moins pénible se traduisant, tantôt sous
forme de picotements, de chaleurs et d'élan-
cements à l'épigastre et dans les différents
points de la cavité abdominale, tantôt à l'ar-
rière-gorge, sous la forme d'une sorte de
spasme qu'elle ne sait trop définir. Toutes ces
souffrances vagues, erratiques, sont d'une
très-grande mobilité et lui causent, par leur
continuité, une insomnie presque absolue. L'é-
maciation est considérable; la physionomie est
empreinte de tristesse et de mélancolie. Les
digestions sont extrêmement lentes, la constipation habituelle, l'appétit presque nul.

Madame ... reste trois semaines à Bagnoles;
les bains lui occasionnent le plus souvent une
excitation générale, qui, loin de lui être salu-
taire, semble, au contraire, activer l'intensité
de l'état névropathique viscéral. L'eau en boisson est également assez mal supportée et n'a-
mène, du côté des phénomènes dyspeptiques
proprement dits, qu'une amélioration très-insi-
gnifiante.

Obs. XXII. — Dyspepsie gastralgique. — Insuccès.

Mademoiselle ..., âgée de vingt-trois ans, femme de chambre, est d'une complexion nerveuse éminemment excitable, à tendance mélancolique très-prononcée. Sa santé est néanmoins restée assez bonne jusqu'à ces deux dernières années. A partir de cette époque, sans cause appréciable, sont survenues, avec une notable diminution de l'appétit, de la lenteur et de la difficulté des digestions; puis bientôt de vives douleurs à l'épigastre après les repas et de fréquents vomissements.

A son arrivée à Bagnoles en septembre 1862, les douleurs gastralgiques presque permanentes sont d'une violence extrême après les repas. La malade vomit à peu près tout ce qu'elle prend, boissons et aliments quels qu'ils soient ; elle passe les nuits dans une cruelle insomnie ; la faiblesse et l'émaciation sont arrivées au dernier degré. Il n'existe cependant aucune lésion organique de l'estomac.

De même que les autres liquides, les eaux de Bagnoles sont le plus ordinairement vomies, soit immédiatement, soit quelques instants après leur ingestion. Cette fille, au bout de trois semaines de tentatives infructueuses, quitte Bagnoles dans la même situation.

II

Dyspepsies secondaires symptomatiques ou sympathiques.

Tableau synoptique de ces observations.

FORMES OU VARIÉTÉS.	NOMBRE DES OBSERVATIONS.	GUÉRISONS.	AMÉLIORATIONS.	RÉSULTATS NULS.
1° Dyspepsie atonique avec névrosisme symptomatique de pléthore veineuse de l'abdomen . , ...	1	1	»	
2° Dyspepsie vertigineuse symptomatique d'une hépatite chronique. .	1	1 (tempo-raire).		
3° Dyspepsie atonique saburrale, alcaline, symptomatique d'une hypertrophie du foie.	1	1	»	
4° Dyspepsie atonique nerveuse symptomatique d'une hépatite chronique.	1		1 (traitement insuffisant)	
5° Dyspepsie atonique symptomatique de pléthore veineuse des viscères abdominaux	1	1		
6° Dyspepsie gastralgique et entéralgique sympathique d'une diathèse herpétique	1	»		1
7° Dyspepsie atonique avec névrosisme sympathique d'un catarrhe des voies urinaires.	1	»	1	
Récapitulation. . . .	7	4	2	1

Obs. XXIII. — Dyspepsie· atonique avec névrosisme vague
symptomatique de pléthore veineuse de l'abdomen. —
Guérison.

M..., âgé de quarante ans, d'une constitution
moyenne, d'une bonne santé habituelle, vient à
Bagnoles au mois d'août 1862. A des douleurs
de reins, éprouvées au mois de février dernier,
ont promptement succédé les phénomènes dyspeptiques suivants : dégoût pour les aliments,
malaise après avoir mangé, souffrances indéfi-
nies dans les entrailles, gonflement du ventre,
vomissements si le malade veut forcer son appétit, constipation. L'amaigrissement, la décoloration du teint qui a pris une teinte grise comme
dans les affections spléniques témoignent d'un
trouble profond de la nutrition. Au milieu de
cet ensemble sont survenues de fréquentes crises
nerveuses consistant en une sorte d'agitation
indéfinie, accompagnée de spasme et suivie d'une
complète insomnie. En aucune région du ventre
il n'existe ni tumeur, ni engorgement, mais
partout un certain gonflement, une plénitude
uniforme; en aucun lieu non plus on ne trouve
un point franchement douloureux, mais partout

la pression et la palpation détermine une sensation pénible et une contraction des muscles abdominaux. Tout cet état symptomatique caractérise on ne peut mieux, croyons-nous, la pléthore veineuse générale de l'abdomen, point de départ évident des troubles digestifs observés.

Au bout de trois semaines d'un traitement thermal institué d'abord avec beaucoup de modération, la guérison était obtenue.

Obs. XXIV. — Dyspepsie vertigineuse symptomatique d'une hépatite chronique. — Guérison temporaire.

M. L... âgé de quarante-deux ans, d'une excellente constitution, a toujours joui d'une bonne santé. Depuis quelque temps seulement, l'appétit restant bon d'ailleurs, ses digestions sont devenues lentes et pénibles sous la double influence, nous dit ce malade, de fortes préoccupations d'affaires et de vives et fréquentes contrariétés éprouvées au contact immédiat avec de nombreux ouvr ers dans un grand établissement industriel qu'il dirige.

Au mois de février 1862, cette difficulté des digestions augmente et s'accompagne rapidement d'une coloration ictérique générale des

plus prononcée. Sa constipation devient de jour
en jour plus rebelle et le malade ne va bientôt
plus à la garderobe qu'à l'aide de lavements :
en même temps il maigrit et s'affaiblit considérablement, devient irascible, chagrin, d'une
excessive susceptibilité nerveuse. Il éprouve
fréquemment, lorsqu'il fait un mouvement rapide, ou qu'il reste debout quelques instants,
une secousse vertigineuse qui lui fait perdre
l'équilibre et s'accompagne d'une sensation
d'embarras, de gêne indéfinie à la région fron-
tale. La marche le fatigue au dernier point et
lui fait éprouver, bien qu'il ne puisse faire que
quelques centaines de pas de suite, une sorte de
tiraillement de fibres (suivant son expression)
qui, de la région épigastrique, s'irradie jusqu'au
flanc gauche. Cependant l'appétit se maintient
assez bon, bien qu'après plusieurs heures M. L...
sente parfaitement bien que les aliments qu'il
a ingérés ne sont nullement digérés. Les fécès
sont décolorées, grisâtres ; les urines sont
également décolorées et abondantes. Sa respi-
ration est brève, saccadée, haletante. Tel est
l'état de M. L... lorsqu'il arrive à Bagnoles au

mois d'août 1862. En dehors d'une certaine
hypertrophie du foie, l'inspection et la palpation
du ventre ne donnent que des résultats négatifs
touchant l'existence d'une lésion organique ou
d'un cancer dans l'estomac ou quelque autre
point du tube digestif, altérations matérielles
que l'amaigrissement et la faiblesse si rapidement progressives semblaient presque certainement présager. Les recherches sont également
négatives relativement à une glycosurie que
l'état des urines pouvait aussi faire soupçonner.

Restait donc la lésion hépatique qui nous
parut pouvoir expliquer d'une manière satisfai-
sante la filiation des symptômes observés : sous
l'influence de secousses et de préoccupations
morales, suppression des fonctions hépatiques,
dyspepsie atonique consécutive, induration et
hypertrophie du foie refoulant le diaphragme et
donnant lieu aux troubles respiratoires et aux
douleurs abdominales. Faiblesse et atonie générales résultant d'un défaut de nutrition et d'une
assimilation insuffisante.

L'effet remarquablement efficace des eaux de
Bagnoles pour ce malade a pleinement confirmé

ce diagnostic. Les digestions sont bientôt devenues meilleures, les selles se sont rétablies, la
coloration ictérique a diminué ; en même temps
sont revenues les forces et un certain embonpoint.
Après un premier traitement de vingt-cinq
jours et un repos de quelques semaines, M. L...
revint à l'arrière-saison prendre une seconde
fois pendant une quinzaine ces eaux qui lui
avaient déjà si bien réussi. A son départ la guérison était à peu près complète. Nous savons
qu'elle s'est promptement achevée et maintenue
pendant deux ans ; mais à cette époque de
nouveaux accidents dyspeptiques ont abouti
cette fois à un cancer de l'estomac qui a rapidement amené la mort de ce malade.

OBS. XXV. — DYSPEPSIE ATONIQUE SABURRALE, ALCALINE,
SYMPTOMATIQUE D'UNE HYPERTROPHIE DU FOIE. — GUÉRISON.

M. L... est d'une assez forte constitution,
d'un tempérament lymphatique sanguin vei-
neux. Quoique inoccupé, il aime le mouvement
et sait se donner une existence active, même en
dehors du temps de la chasse et de la pêche
auxquelles il se livre avec passion. M. L... est

ce que l'on appelle un bon viveur ; il mange
copieusement, use largement de vins et d'eau-
de-vie, sans s'enivrer jamais. Sous l'influence de
ce régime trop excitant, imprimant une surac-
tivité fonctionnelle aux différents organes composant l'appareil digestif, une hypertrophie du
foie, à laquelle le prédisposait d'ailleurs son
tempérament propre, s'est insensiblement pro-
duite depuis plusieurs années. Cette hypertrophie hépatique s'est faite lentement, sourdement,
non pas toutefois sans quelques manifestations
douloureuses dans le flanc droit témoignant de
temps à autre d'un état inflammatoire subaigu
et passager. Au moment où M. L... vient
prendre nos eaux en septembre 1863, l'examen
du ventre nous permet de constater, malgré
l'embonpoint notable du malade, une augmentation très-réelle du volume du foie, principalement dans le sens vertical de cet organe. Pro-
portionnellement à cet état du foie se sont
développés des troubles des fonctions digestives.
L'appétit demeurant toujours bon, les digestions
sont devenues moins actives, se sont accompagnées d'un mouvement congestif vers la tête,

de tintements d'oreille, de tension à l'épigastre, et enfin d'un état saburral habituel plus prononcé le matin à jeun.

Après un traitement de vingt-cinq jours institué avec une certaine énergie par des bains suivis de douches fortes sur la région du foie et de l'estomac, et l'ingestion de cinq à six verres d'eau thermale par vingt-quatre heures entre les repas, ce malade se trouvait dans l'état le plus satisfaisant ; nous savons qu'il a complétement guéri plus tard.

Obs. XXVI. — Dyspepsie atonique nerveuse, symptomatique d'une hépatite chronique. — Amélioration.

La nommée..., femme de chambre, âgée de trente ans, d'une constitution lymphatique nerveuse très-accentuée, a eu plusieurs atteintes d'ictère. Elle a éprouvé à différentes époques de vives contrariétés et même de véritables chagrins. A son arrivée aux eaux de Bagnoles, en septembre 1863, elle présente encore une coloration ictérique très-prononcée. Le foie ne nous paraît pas notablement plus volumineux qu'à l'état normal ; mais les douleurs éprouvées à diverses reprises dans l'hypochondre droit ne laissent aucun doute sur l'existence d'une hépatite chronique. La petitesse du pouls, la décoloration des conjonctives jointes à une maigreur squelettique et à l'absence de bruit de souffle aux carotides, dénotent un état profondément anémique. L'appétit est presque nul, les digestions extrêmement lentes, pénibles sans douleurs réelles, la constipation opiniâtre.

Après dix jours de traitement par des bains de piscine, trois verres d'eau thermale avant les repas et l'eau de la source ferrugineuse froide en mangeant, au moment où les effets les plus favorables commençaient à se manifester, cette malade s'en va sans achever sa cure.

Obs. XXVII. — Dyspepsie atonique, symptomatique de pléthore veineuse des viscères abdominaux.—Guérison.

M. P..., principal de collége, âgé de cinquante-deux ans, est d'une constitution moyenne, d'une complexion très-lymphatique. Sous la double influence de ce tempérament et de la vie si appliquée et si sédentaire de l'enseignement, il s'est constitué chez lui, depuis bien des années déjà, un état pléthorique passif des viscères abdominaux et concurremment tous les troubles digestifs qui caractérisent la dyspepsie atonique. Digestions lentes, pénibles, éructations gazeuzes ; tension, pesanteurs non douloureuses à l'épigastre : au milieu de cet ensemble l'appétit reste assez bon, la constipation n'est pas habituelle. Le ventre examiné en dehors du temps de la digestion présente une tension uniforme, une sorte d'empâtement général.

Un premier traitement hydro-thermal général de vingt-cinq jours au mois d'août 1863 est suivi d'une amélioration considérable. M. P... revient à Bagnoles l'année suivante. Il a éprouvé pendant l'hiver deux graves maladies qui ont mis sa vie en danger ; une bronchite capillaire aiguë et une congestion cérébrale apoplectiforme ; la convalescence en a été longue et pénible, un grand affaiblissement que dénote encore la physionomie du malade à son arrivée dans nos thermes en a été la conséquence. Cependant, au milieu de tous ces désordres, le meilleur état des fonctions digestives s'est maintenu.

Un second traitement par nos eaux, en même temps qu'il remonte cet organisme affaibli, achève la restauration des fonctions digestives.

Obs. XXVIII. — Dyspepsie gastralgique et entéralgique, sympathique d'une diathèse herpétique. — Insuccès.

Mademoiselle de P..., âgée de vingt-huit ans, est d'une complexion extrêmement faible et d'une grande impressionnabilité nerveuse. Sa santé est néanmoins restée assez bonne jusqu'à vingt et un ans. Mais alors, à la suite de troubles de la menstruation accompagnés de chloro-anémie, ses digestions sont devenues très-lentes et très-laborieuses, occasionnant de vives douleurs à l'épigastre et dans tout l'abdomen. Cet état douloureux persiste au delà du temps de la digestion stomacale. Déjà très-faible, l'appétit, qui est allé en diminuant progressivement, fait aujourd'hui complétement défaut. En même temps qu'évoluaient tous ces dérangements digestifs, un *acne rosacea* envahissait tout le visage. La sœur de cette malade, femme très-robuste d'ailleurs et d'une parfaite santé, est également affectée d'une semblable couperose de la face qui date de bien des années. Il semble donc que l'acné de mademoiselle de P... révèle un état herpétique constitutionnel qui n'est sans doute pas sans connexion avec les phénomènes

dyspeptiques opiniâtres dont elle est tourmentée
et contre lesquels on a inutilement mis en œuvre
une foule d'agents très-divers ; depuis la légion
des ferrugineux et des toniques, jusqu'à l'opium,
le bismuth, la rhubarbe, etc., etc. Les eaux de
Bagnoles ne se montrent pas plus efficaces ; la
malade les supporte d'ailleurs très-mal, soit en
bains, soit en boisson ; aussi ne peut-elle les
prendre que d'une manière très-irrégulière et
par cela même très-insuffisante. Est-ce à dire
qu'il faille ici rejeter l'insuccès sur cette insuffisance du traitement ? Nous ne le pensons pas ;
l'analogie conduit à une interprétation toute différente : l'impuissance de nos eaux dans ces
sortes de dyspepsies très-douloureuses est en
effet la règle, et ce fait nous paraît la confirmer
une fois de plus.

Obs. XXIX. --Dyspepsie atonique avec névrosisme sympathique
d'un catarrhe des voies urinaires. — Amélioration.

Madame D..., âgée de vingt-huit ans, d'une
constitution assez forte mais excessivement lymphatique, vient à Bagnoles au mois d'août 1864.
Jusqu'à la naissance de son fils, il y a cinq ans,
cette dame avait toujours joui d'une assez bonne

santé ; mais depuis cette époque elle n'a pas cessé d'être souffrante. Elle fut atteinte pendant la convalescence de ses couches d'une cystite aiguë qui s'est terminée par un catarrhe chronique qui persiste encore aujourd'hui. Les urines laissent déposer un sédiment muco-purulent, floconneux, blanchâtre, très-abondant. La menstruation est peu abondante et très-irrégulière ; l'appétit absolument nul, le sommeil agité. Madame D... est en outre tourmentée par une impressionnabilité tellement exagérée qu'elle constitue à elle seule un état pathologique. Le moindre bruit, une voiture qui passe, une porte qui se ferme, lui cause une émotion indicible. Elle ne peut perdre de vue son enfant une seule minute sans éprouver aussitôt une angoisse extrême, se figurant qu'il lui est arrivé quelque accident ; elle comprend combien toutes ses frayeurs sont déraisonnables et ne peut les maîtriser.

Un traitement de trois semaines par des bains tempérés et l'eau thermale en boisson avant et pendant les repas a été suivi d'une certaine amélioration sous le rapport de l'état général et des digestions sans modifier en rien les sécrétions catarrhales des voies urinaires.

CHAPITRE V.

ÉVIDENCE DE L'ACTION THÉRAPEUTIQUE SPÉCIALE DES EAUX DE BAGNOLES, ÉTENDUE ET LIMITES DE CETTE ACTION DANS LE CADRE DES AFFECTIONS DYSPEPTIQUES. — CONCLUSIONS.

Nous avons successivement présenté, sous les différents points de vue suivant lesquels on peut l'envisager, la question de thérapeutique thermale qui fait le sujet de ce mémoire. Une étude de ce genre ne peut avoir d'importance et de valeur réelles qu'autant qu'elle repose sur l'expérimentation clinique. L'observation et l'intelligence exactes des faits, leur interprétation rigoureuse et logique en sont la base en même temps que la fin et la justification, parce qu'elles en fournissent les moyens de contrôle. Dans les sciences en effet, la vérité ne saurait résider ni dans les opinions, ni dans l'autorité; mais bien dans les choses et dans l'expérience.

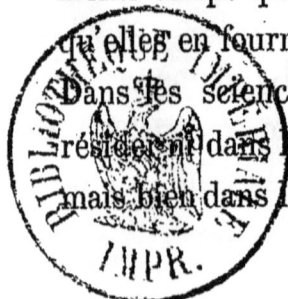

6

L'observation judicieuse de la nature, on l'a dit
avec raison, est le seul maître qui ne trompe
jamais : les théories et les systèmes sont plus
ou moins chancelants et passagers, les faits au
contraire sont immobiles et impérissables. Sans
doute ils peuvent eux-mêmes conduire à l'erreur
par la mauvaise interprétation qu'on peut en
faire ; mais du moment qu'ils sont l'expression
naturelle des phénomènes observés, ils contiennent en quelque sorte la vérité en germe, il
suffit alors de savoir l'en déduire d'une manière
rationnelle et de la mettre convenablement en
relief.

Parvenu à ce point de la tâche que nous
nous sommes imposée, après avoir invoqué ce
témoignage si essentiel des faits, il ne nous reste
plus pour compléter cette étude qu'à faire
ressortir avec une exacte précision la véritable
signification thérapeutique des observations
que nous venons de relater. Et pour asseoir
sur une base absolument indubitable les conclusions dans lesquelles nous allons bientôt
résumer l'ensemble de notre travail, examinons
rapidement tout d'abord ce que sont ces obser-

vations, quelle valeur nous sommes en droit
de leur attribuer, quelle est en un mot, si nous
pouvons ainsi dire, leur vraie caractéristique
au point de vue des conséquences que nous
pouvons en tirer pour la détermination des
propriétés thérapeutiques des eaux de Bagnoles
dans le traitement des affections dyspeptiques.

Depuis cinq ans que nous nous appliquons
à l'étude de ces propriétés, sans contredit les
plus importantes de nos eaux, nous avons recueilli, dans le but d'y apporter une connaissance aussi étendue que solidement établie, un
grand nombre de faits particuliers. Ne pouvant
les rapporter tous dans ce mémoire, sous peine
de le grossir démesurément sans utilité réelle,
nous avons mis le plus grand soin à choisir nos
vingt-neuf observations de telle sorte que, sous
un moins grand nombre, elles expriment avec
la même exactitude les divers résultats de notre
pratique thermale sous le rapport de l'application des eaux de Bagnoles dans le traitement
des nombreuses maladies fonctionnelles de
l'appareil digestif. Nous avons surtout multiplié
les exemples de dyspepsies essentielles les plus

importantes au point de vue de la thérapeutique. Dans la classe des dyspepsies secondaires nous nous sommes borné à rapporter les faits les plus remarquables, mais aussi les moins nombreux, dans lesquels les troubles digestifs ont pris une proportion telle qu'ils constituent, dans l'état pathologique complexe des malades qui en sont atteints, l'expression symptomatique la plus apparente, venant ainsi masquer pour ainsi dire l'affection principale sous l'influence de laquelle ils se sont originairement développés. Il existe cependant des exemples bien autrement fréquents de ce genre de phénomènes dyspeptiques dans la relation desquels nous ne pouvions entrer au chapitre de nos observations sans sortir en quelque sorte de notre sujet : nous voulons parler de ces troubles dyspeptiques que l'on observe si souvent, si habituellement devons-nous dire, chez les rhumatisants et les scrofuleux, chez les sujets atteints de la goutte ou de la gravelle, ou souffrant de l'une de ces rhumatalgies vagues, erratiques, ici liées à l'obésité, ailleurs à l'herpétisme ou à la syphilis. Il résulte de notre expérience person-

nelle, fondée sur l'observation d'un grand
nombre de faits, que dans toutes les manifestations dyspeptiques qui ressortissent de ces
causes si diverses, alors même qu'elles ne possèdent aucune action directement appropriée à
l'état morbide principal, comme dans la diathèse urique par exemple, les eaux de Bagnoles
n'en constituent pas moins, sous le rapport des
fonctions digestives troublées ou perverties,
une médication presque constamment opportune
et favorable, quelquefois même remarquablement effective. Il n'est pas très-rare en effet de
voir l'état pathologique primitif s'améliorer
consécutivement d'une manière considérable,
sous l'influence du réveil des forces digestives
et assimilatrices.

Après ces éclaircissements et l'exposé préa-
lable de ces remarques générales, entrons dans
l'examen direct de nos observations elles-mêmes, dont quelques courtes réflexions suffiront
maintenant à faire ressortir la valeur bien
significative au point de vue de la question
thérapeutique qui nous occupe. Considérées
dans leur ensemble, elles démontrent en gé-

néral de la manière la plus évidente et la plus formelle, l'efficacité presque constante des eaux de Bagnoles dans le traitement du plus grand nombre des maladies fonctionnelles de l'appareil digestif. Cette efficacité se manifeste avec des caractères non douteux d'une véritable spécialisation thérapeutique, caractères dont nous trouvons la double preuve dans la promptitude des effets thérapeutiques observés, même chez les malades qui ne font usage de l'eau qu'en boisson, et dans l'appropriation si étendue de ces effets à la généralité des affections dyspeptiques. Dès les premiers jours du traitement en effet, nous voyons dans la presque totalité des cas l'appétit se réveiller, la paresse stomacale et intestinale disparaître ; l'embarras des voies biliaires, l'empâtement et l'obstruction de l'abdomen se résoudre insensiblement ; les digestions se faire d'abord avec moins de fatigue, puis bientôt devenir bonnes, régulières et faciles, la plus heureuse modification enfin se produire dans tout l'être fonctionnel. Car une bonne digestion chez un dyspeptique habituel, c'est la cessation des désordres les plus préju-

diciables de l'économie ; c'est un estomac, un
foie, un pancréas, un intestin, etc., qui fonc-
tionnent normalement ; c'est le retour des
forces assimilatrices, c'est en un mot l'organisme
tout entier reprenant possession de ses fonctions
intimes les plus essentielles.

Si de cette vue d'ensemble nous passons à
l'examen particulier de nos observations, nous
constatons que c'est principalement dans les
formes atoniques et flatulentes de la dyspepsie,
ainsi que dans les diverses variétés de la forme
nerveuse simple, c'est-à-dire sans excès de
sensibilité ou état névropathique, que se manifeste, avec la plus constante efficacité, l'influence
thérapeutique des eaux de Bagnoles. Peu marquée dans les formes muqueuses et saburrales
et dans les formes trop fortement nerveuses,
elle est absolument nulle, quelquefois même
nuisible dans les troubles digestifs très-dou-
loureux, soit que l'on désigne ces dernières
sous les noms de dyspepsies gastralgiques ou
entéralgiques, soit qu'avec M. Nonat (1), on

(1) *Loc. cit.*

les appelle dyspepsies avec irritation gastrique
ou intestinale.

Nous ne nous étendrons pas davantage sur
ces considérations dans lesquelles nous nous
sommes efforcé de ne rien omettre, de ne rien
laisser dans l'ombre de ce qui pouvait utilement
contribuer à mettre en lumière les propriétés
curatives spéciales afférentes aux eaux de Bagnoles dans le traitement des affections dyspeptiques. De plus longs développements n'ajou-
teraient rien, croyons-nous, à une démonstration
qui nous paraît aussi complète qu'évidente. Ce
n'est pourtant pas qu'au point de vue de la
pathologie des maladies fonctionnelles de l'appareil digestif, quelques-unes de nos observations ne puissent encore donner lieu à de très-
intéressantes réflexions ; mais étrangères en
réalité au but exclusivement thérapeutique de
nos recherches, elles ne doivent point trouver
place dans ce travail dont nous résumerons en
finissant les principaux résultats dans les pro-
positions suivantes :

CONCLUSIONS.

1° Les eaux de Bagnoles, de l'Orne, ne sont en aucune façon des eaux digestives par elles-mêmes, c'est-à-dire pouvant coopérer directement au travail de la digestion stomacale : l'examen de leur composition chimique, bien qu'imparfaitement étudiée encore, le démontre néanmoins de la manière la plus certaine.

2° Appliquées au traitement de certaines maladies fonctionnelles de l'appareil digestif, ces eaux jouissent d'une efficacité constante, formelle, incontestable, offrant les caractères les moins équivoques d'une véritable spécialisation thérapeutique ; l'expérimentation clinique la plus sévèrement contrôlée le démontre sur-abondamment.

3° L'étude de leur action physiologique montre que ces propriétés spéciales résultent d'une influence complexe, tout à la fois topique, médicamenteuse et dynamique.

4° Cette spécialisation thérapeutique des eaux de Bagnoles s'adresse tout d'abord aux formes atoniques et flatulentes, puis aux formes nerveuses simples si diverses de la dyspepsie primitive ou secondaire ; et dans-cette dernière classe, plus particulièrement aux phénomènes dyspeptiques qui se lient aux tuméfactions passives du foie, à l'empâtement et à l'obstruction des viscères abdominaux, à la pléthore veineuse enfin totale ou partielle de l'abdomen.

5° Peu favorables au contraire dans les troubles digestifs à forme nerveuse s'accompagnant d'excitation névropathique, ces eaux trouvent une contre-indication formelle dans la dyspepsie avec irritation, soit gastrique, soit intestinale, ou si l'on veut, dans la dyspepsie gastralgique ou entéralgique franchement caractérisée.

TABLE DES MATIÈRES.

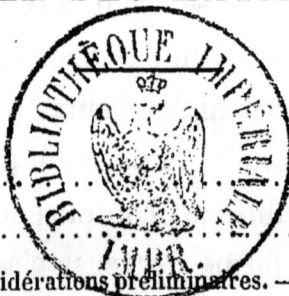

Paris. — Imprimerie de E. Martinet, rue Mignon, 2.

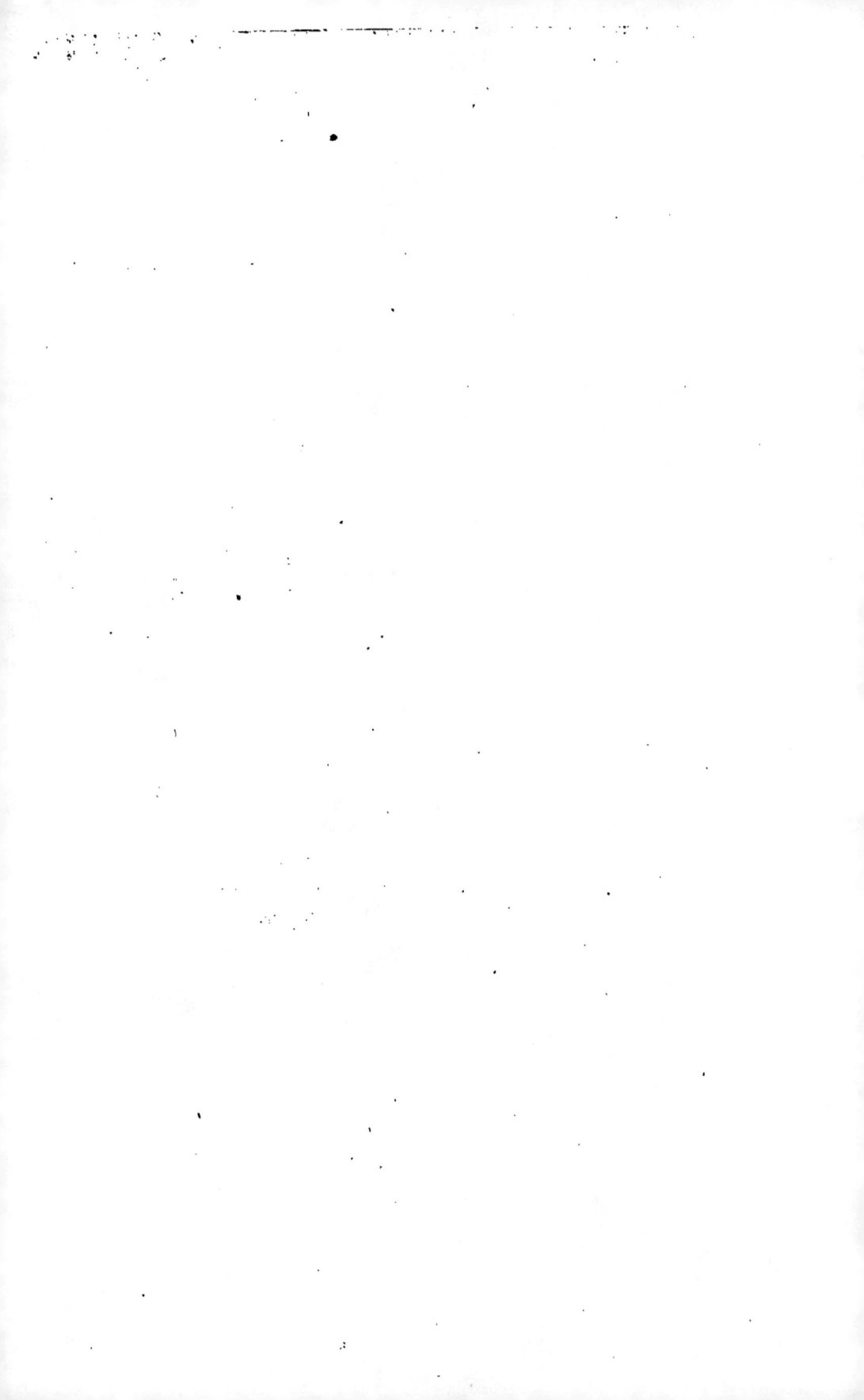

www.ingramcontent.com/pod-product-compliance
Lightning Source LLC
Chambersburg PA
CBHW071506200326
41519CB00019B/5891